AF601125

ÉTUDE

SUR LES

TUMEURS FIBREUSES PÉRIPELVIENNES

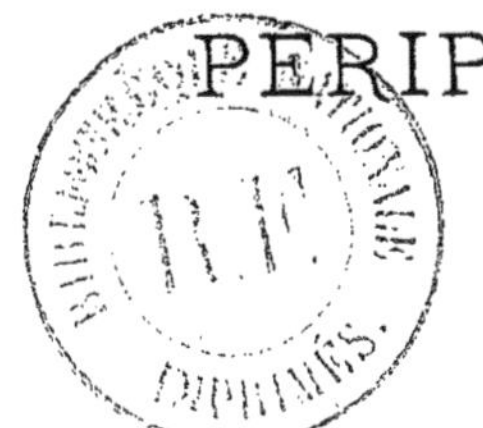

PAR

Emile SALESSES,
Docteur en médecine de la Faculté de Paris,
Aide-major stagiaire au Val-de-Grâce.

PARIS
V. ADRIEN DELAHAYE et Cie, LIBRAIRES-ÉDITEURS
PLACE DE L'ÉCOLE-DE-MÉDECINE.

1876

ETUDE

SUR LES

TUMEURS FIBREUSES

PÉRIPELVIENNES

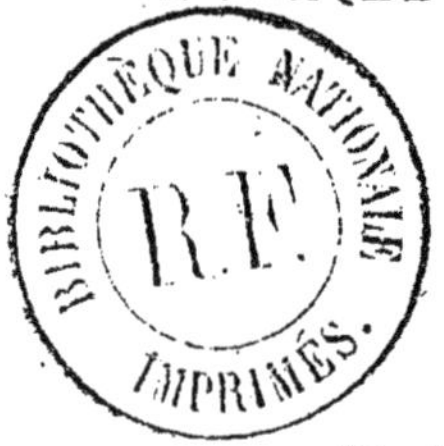

PAR

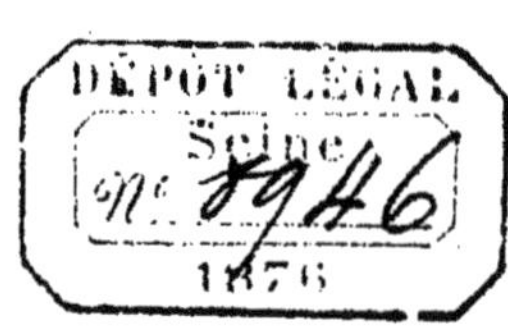

Emile SALESSES,

Docteur en médecine de la Faculté de Paris,
Aide-major stagiaire au Val-de-Grâce.

PARIS

V. ADRIEN DELAHAYE et Cº, LIBRAIRES-ÉDITEURS

PLACE DE L'ÉCOLE-DE-MEDECINE.

1876

ÉTUDE

SUR LES

TUMEURS FIBREUSES

PÉRIPELVIENNES

> Cujus rei non est certa notitia, ejus opinio certum remedium reperire non potest.
>
> (CELSE.)

HISTORIQUE.

On peut s'étonner que cette question n'ait pour ainsi dire pas éveillé l'attention des chirurgiens. Il n'est pas besoin de remonter bien loin dans l'histoire de l'art pour constater une absence complète d'études faites sur ce sujet. A une époque plus moderne, époque où l'on savait observer cependant, où l'on avait l'habitude de consigner la plupart des faits présentant un intérêt scientifique quelconque, et tout près de nous; durant cette période, que nous appellerons moderne, et qui s'étend de J. L. Petit à l'école actuelle, même pénurie de faits. Les grands maîtres de la première moitié de ce siècle n'en parlent pas, et il faut arriver à 1860 pour trouver la première observation bien relatée de tumeur fibreuse péripelvienne. Il est cependant difficile d'admettre que des praticiens comme Dupuytren, Boyer, Lisfranc, Velpeau et tant d'autres n'en aient jamais vu. De tout temps, les conditions étiologiques de ces productions ont été les mêmes... Elles n'appartiennent pas à un ordre de faits que l'on puisse, comme en médecine, rattacher à une constitution médicale, et il n'est jamais venu à l'idée de personne d'établir une relation de cause à effet entre elles et une influence atmosphérique ou autre, susceptible d'en augmenter ou d'en diminuer la fréquence. Sans avoir pénétré le secret de la cause intime de l'apparition des tumeurs, la science est aujourd'hui assez avancée pour n'avoir pas besoin de recourir à des hypothèses aussi invraisemblables pour expliquer le processus d'hypergénèse. Les circonstances que l'on trouve dans les antécédents des malades que nous étudions sont de celles au milieu desquelles a toujours vécu l'organisme humain. Comment se fait-il donc que les écrivains n'aient point, avant l'époque dont nous parlons (1861), appelé l'attention de leurs contemporains sur des faits si instructifs? Comment se fait-il que les discussions qui eurent lieu alors soient restées lettre morte pendant quinze ans?

Longtemps avant 1860, ces tumeurs avaient été observées. Huguier avait constaté la première en 1845 sur une femme de Lourcine.

Elle adhérait par son pédicule à l'articulation sacro-iliaque (1).

Et voyez ce qui se passa à la Société de chirurgie lorsque M. Gosselin et Huguier en parlèrent pour la première fois : chacun alors se rappela ses souvenirs.

(1) Bulletins de la Société de chirurgie, 1860.

Michon dit qu'il avait opéré un de ces fibromes et observé deux autres; Nélaton plusieurs ; Chassaignac de même. M. Verneuil rapporta qu'il avait eu l'occasion d'en étudier une chez une jeune femme de 25 ans qui avait refusé de se laisser opérer. Vers la même époque Nélaton fit à l'hôpital des Cliniques une leçon (1) dans laquelle il traça à grands traits l'histoire de ces productions morbides, et apprit que dans sa clientèle privée ou hospitalière il en avait observé une vingtaine de cas... Il en avait même opéré un avec Michon dans des circonstances que nous analyserons plus loin; et cependant il n'en avait parlé ni dans les sociétés savantes, ni dans ses *Eléments de pathologie chirurgicale.* Tout fait supposer que si le hasard n'avait amené dans ses salles la malade qui servit de type à sa description, d'ailleurs bien succincte, on aurait attendu longtemps encore pour avoir quelque chose de doctrinal sur la matière. Sans doute, les autres auteurs auront fait comme Nélaton ; et justement préoccupés d'enseigner la chirurgie ordinaire, quotidienne, ils ont passé sous silence des faits curieux, mais exceptionnels.

En 1861, parut la thèse du Dr Bodin dans laquelle on trouve des considérations instructives. Mais le sujet est incomplètement traité. Certains points qui nous paraissent de la plus haute importance sont à peine effleurés; d'autres sont susceptibles d'une interprétation tout autre et peut-être plus exacte. Enfin les faits rapportés par lui appartiennent tous à la femme. Celui que nous rapportons est le seul exemple de fibrome péripelvien chez l'homme, qui soit consigné dans la science. Quant au traitement, il occupe dans ce travail une place si restreinte ; certains modes opératoires prêtent si facilement à la critique, que ce chapitre est à refaire en entier. Ecrivant quinze ans après

(1) *Gaz. des hôp.*, 1862.

M. Bodin, et partant plus heureux que lui qui avait dû se contenter de signaler les procédés employés dans le petit nombre de cas observés jusqu'en 1860, nous apportons pour des faits nouveaux une méthode entièrement neuve et dont nous devons la communication à l'obligeance de M. le professeur Richet.

Quoi qu'il en soit, depuis cette époque, les revues périodiques de médecine et les Sociétés savantes étaient restées muettes sur cette question, tant en France qu'à l'étranger, lorsqu'en novembre 1875, notre excellent maître M. Tillaux fit à la Société de chirurgie une communication des plus intéressantes. M. Tillaux nous engagea à prendre pour point de départ de notre thèse inaugurale le malade qu'il avait si heureusement et si habilement opéré, et voulut bien nous donner cette observation. Nous avons fait dans les auteurs des recherches nombreuses, mais presque sans succès. La littérature chirurgicale étrangère est encore moins riche que la nôtre en documents. Force nous a donc été de réunir les cas observés par Huguier, Nélaton, Michon, MM. Gosselin, Chairou, Richet, Verneuil et Tillaux et d'en faire une étude synthétique. Si cette étude présente quelque intérêt, nous sommes heureux d'en faire hommage à M. Tillaux.

Qu'il nous soit encore permis de lui adresser ici l'expression de notre profonde gratitude, et pour les conseils qu'il nous a donnés à cette occasion, et pour les savantes leçons que nous avions reçues de lui à l'hôpital Lariboisière; enfin, pour l'inaltérable bienveillance dont il n'a cessé de nous combler depuis le jour où nous avons eu la bonne fortune de devenir son élève.

Nous prions M. le professeur Richet de recevoir nos remerciements pour les conseils qu'il a bien voulu nous donner, et pour l'extrême bienveillance avec laquelle il a mis ses notes à notre disposition.

SYMPTOMATOLOGIE

Le tableau clinique des fibrômes péripelviens présente des traits d'une netteté remarquable, non pas seulement en tant que tumeurs de nature fibreuse, mais aussi en raison de leur siège spécial. Comme productions homœomorphes et homologues, ils possèdent au suprême degré la propriété de n'avoir pas de retentissement général sur l'organisme et de constituer une affection purement locale.

Nous verrons plus loin que cette innocuité se maintient pendant toute la durée de leur évolution et que leur transformation en productions de mauvaise nature n'existe pas. Les accidents qu'ils produisent tiennent, non à leur nature, mais à la gêne qu'ils apportent à des fonctions plus ou moins importantes. Les tumeurs fibreuses péripelviennes sont d'un volume variable; mais la plupart du temps les malades ne viennent réclamer les secours de l'art que lorsqu'elles ont acquis des dimensions considérables. Celle que nous avons vue chez M. le professeur Broca est la plus volumineuse qui ait été observée jusqu'ici. Elle est plus grosse qu'une tête d'adulte.

Leur configuration se rapporte aux types constants de la sphère ou plutôt de l'ovoïde, mais, suivant les résistances que leur offrent les tissus qui les recouvrent, elles se développent dans un sens déterminé, en envoyant des prolongements et déplaçant les organes du bassin. On peut circonscrire leurs limites dans presque toutes les directions; cette manœuvre, toujours facile en avant, en bas et en haut, est souvent impossible en arrière; c'est pourtant là qu'il importerait de pouvoir reconnaître la forme et les rapports. Il suffit de déprimer la paroi abdominale au-dessus d'elle, et en même temps on peut imprimer à la tumeur des mouvements de latéralité, plus ou moins prononcés suivant la longueur du pédicule. Celui-ci est perçu directement sous la peau et sur l'os dans la plupart des cas; d'autres fois on conclut à son existence par la considération de la mobilité de la tumeur; d'autres fois enfin on arrive sur lui par des pratiques plus ou moins indirectes, par le toucher vaginal ou rectal (obs. de M. Tillaux). Il n'est pas rare qu'il disparaisse sous la base de la tumeur qu'il supporte, mais ce n'est que dans le cas de développement excessif (malade de M. Broca); d'autre part, les malades donnent à ce sujet des renseignements quelquefois très-précis. Nous établissons ce principe que, si on assistait au début de leur évolution, on constaterait constamment et facilement sa présence. Ce fait est si important que, dans des cas où on conserverait des doutes sur la nature d'une tumeur occupant cette région et survenant chez des individus dont l'âge et l'état de la constitution pourraient faire incliner le chirurgien vers l'idée de malignité du néoplasme, la présence d'un pédicule devra être considérée comme une preuve de sa nature fibreuse.

Tous les anatomo-pathologistes, et surtout Cruveilhier et Lebert, ont insisté sur ce caractère des fibromes, qui justifie le nom de fibro-phytes implantés parasitaires que leur avait donné le premier de ces auteurs. La peau qui recouvre ces tumeurs n'est pas adhérente, elle glisse sur elles dans tous les sens. Dans la plupart des cas elle n'a subi aucune altération de texture, et sauf la distension qu'elle éprouve, elle ne présente rien d'anormal. Ce caractère donné par tous les auteurs comme un signe de la bénignité des tumeurs est exact huit fois sur dix; toutefois on comprend facilement que, quand elles ont acquis un volume considérable, la circulation profonde se trouvant gênée dans le système veineux, il s'établisse une circulation compensatrice par les veines superficielles des téguments. Mais ces veines n'ont qu'un développement modéré; les réseaux qu'elles forment sont constitués par de très-larges mailles, et les veines elles-mêmes n'acquièrent jamais ces dimensions que l'on observe si fréquemment dans la cirrhose du foie, par exemple. De sorte que l'on peut dire en thèse générale que leur absence est un signe de bénignité, tandis que leur présence ne préjuge rien sur la nature de la tumeur.

On y trouve aussi des éminences qui sont des segments d'une sphère de plus petit diamètre que la tumeur elle-même. D'ailleurs leur consistance est la même que dans les autres parties.

Toutefois, à côté de cette dureté générale, il convient de signaler que sur quelques points la masse a une consistance beaucoup moindre; ce sont alors des fibromes avec kystes, ou des fibro-myxomes, pseudoplasmes où l'élément fibreux n'estpas le seul élément constitutif, tout en restant l'élément fondamental et prédominant ; dans tous les cas elles sont indépendantes des organes génito-urinaires.

Par le toucher vaginal, on constate que l'utérus a conservé sa mobilité; quant à la vessie, quoique plus ou moins refoulée, elle n'en continue pas moins dans certains cas à contenir l'urine, et la miction n'est pas gênée. Dans d'autres cas au contraire cette fonction l'est beaucoup ; il en est de même de la défécation, et pour le cas de M. Tillaux, ce sont les troubles graves qu'elle avait subis qui ont engagé le malade à consulter le chirurgien. Ces phénomènes sont faciles à comprendre : tant que le fibrome se développe dans le grand bassin, il ne peut guère comprimer la masse intestinale, et cela résulte de la marche de son développement; mais pour les fibromes du petit bassin, il en est tout autrement : ici le rectum est directement en rapport avec la tumeur qui le comprime et opposera une résistance proportionnelle à son volume au passage des matières fécales. Chez le malade de M. Tillaux, les choses en étaient arrivées à un point tel que plusieurs praticiens distingués s'étaient posé la question de savoir si on ne devait pas établir chez lui un anus artificiel. Sûr de son diagnostic, M. Tillaux préféra procéder à l'extirpation immédiate, qui avait le double avantage de délivrer du même coup le malade de sa rétention stercorale et de sa tumeur.

Mais avant d'arriver à la rétention absolue, les malades passent naturellement par tous les degrés de gêne fonctionnelle. Depuis très-longtemps chez celui-ci les matières présentaient un double sillon dont la cause était de toute évidence.

Il y a encore d'autres phénomènes de voisinage : tantôt complètement indolentes, elles sont souvent le siége de douleurs névralgiques provoquées par la compression des troncs nerveux. Ce même malade avait souffert pendant longtemps d'une sciatique qui l'avait obligé d'entrer à diverses reprises à l'hôpital. La femme du service de M. Broca présente un engourdissement de tout le membre inferieur, en un mot des troubles se rapportant à la compression des branches des plexus lombaire et sacré.

Outre ces névralgies, il y a dans la tumeur elle-même des douleurs dont la cause n'est pas facile à préciser. Ces douleurs siégent dans la tumeur ou dans le pédicule ; elles s'exagèrent par la fatigue et à l'époque des règles. Elles ont le caractère d'élancements quelquefois excessivement vifs que les malades comparent à la piqûre d'une épingle ; ils n'en souffrent pas continuellement, et la tumeur peut acquérir un certain volume avant leur apparition. Quand elles existent, elles ont des retours d'autant plus fréquents que le fibrome est plus âgé. On n'a pas observé de symptômes de compression vasculaire se faisant sentir dans le membre correspondant. Les battements des artères sont normaux dans leur rhythme et dans leur intensité ; la circulation en retour dans le système des veines de la cuisse n'est pas gênée davantage : il n'y a pas d'œdème. Mais cette absence de troubles vasculaires ne pourrait évidemment se rencontrer dans les cas où la tumeur serait en rapport de contact direct avec ces organes, dans les cas où, s'insérant près de l'anneau crural, ou bien, envoyant un prolongement dans cette direction elle exercerait sur le paquet vasculaire une compression immédiate. C'est une action purement mécanique qui se reproduit dans toutes les circonstances où il y a gêne au retour du sang veineux. Il ne faudrait donc pas s'étonner de voir apparaître à un moment donné de l'œdème sur un membre ; il ne faudrait pas surtout lui donner une interprétation fâcheuse au point de vue de la nature de la tumeur en concluant à une thrombose cachectique. Pour avoir de cette nouvelle complication une opinion exacte, il suffira d'étudier les circonstances dans lesquelles elle s'est développée. On ne trouvera pas ici de traînée douloureuse ou dure le long de la veine saphène interne ; de plus, l'œdème se développant lentement et progressivement ce n'est qu'au bout d'un temps assez long que la compression veineuse se traduirait par de l'infiltration œdémateuse des extrémités. On sait au contraire avec quelle rapidité se manifeste l'œdème de la thrombose cachectique, avec quelle soudaineté il apparaît parfois. Les traités d'accouchement ne signalent pas le fibrome parmi les tumeurs qui peuvent gêner cet acte physiologique ; cependant Lenoir, en parlant des ostéo-steatomes, place parmi eux des productions que M. Tarnier est disposé à croire de nature cartilagineuse et peut-être fibreuse. Mais, même en restant dans le cadre de nos observations, il est certain que si la femme qui mourut à Lourcine et dont on fit l'autopsie était devenue enceinte dans cette période, sa tumeur aurait fait des progrès durant la grossesse comme dans les autres observations. En raison de sa situation, elle aurait fini par obturer en tout ou en partie le détroit supérieur et fatalement, pour ainsi dire, entraîné l'avortement.

Quant à la dame qui a été opérée par M. Richet, n'est-il pas aussi évident que, si elle était devenue enceinte quelque temps avant cette opération, sa délivrance eût été accompagnée de difficultés considérables en rapport avec la diminution de la capacité de la cavité pelvienne ?

Enfin nous pouvons imaginer une tumeur s'implantant sur un point quelconque du détroit ; n'est-il pas presque certain que ce sera un cas de dystocie, et qu'il y aura nécessité d'intervenir énergiquement, comme on l'a fait dans deux cas d'ostéosarcome du bassin. C'est sans doute à ces deux cas que Cazeaux fait allusion dans son traité d'accouchements. Nous possédons en effet deux observations d'opération césarienne par Stolz et Stark, la première heureuse pour la mère et l'enfant, la seconde suivie de la mort de la mère.

Grimmel, praticien de Wiesbaden, en observa un troisième cas à l'autopsie d'une femme morte pendant le travail de l'accouchement et Puchelt dans son mémoire (1) en donna une excellente description. Quoi qu'il en soit, pour les tumeurs qui sont rapportées dans cette étude, elles n'ont point gêné le travail, probablement parce qu'elles étaient petites en ce moment. Mais il est à remarquer que, dans l'observation n° 1, la grossesse a suivi son cours régulier ; ce qui ne laisse pas que de nous surprendre, eu égard aux dimensions de la tumeur qui était alors telle qu'elle est encore aujourd'hui. Et on comprend difficilement comment le fœtus a pu se développer librement dans un utérus comprimé par un corps étranger si considérable. Il est vrai de dire que l'enfant était plus grêle que les autres ; mais il n'en est pas moins acquis qu'un fœtus peut vivre pendant neuf mois dans un utérus fortement gêné dans son développement. La dystocie serait d'autant plus à craindre que le pédicule serait

(1) Puchelt. Commentatio de tumoribus in pelvi partum impedientibus.

plus court, et la tumeur plus volumineuse et plus près du détroit inférieur. Tout ce qu'on peut dire de plus favorable au point de vue du pronostic, c'est que, malgré leur consistance, elles sont moins dures que les exostoses qui ne sont pas du tout dépressibles.

Puchelt rapporte l'observation suivante : Une femme ayant déjà eu huit enfants devient enceinte une neuvième fois et le travail se fit avec de très-grandes difficultés. Hunter appelé en consultation par Denman, constata par le toucher un rétrécissement considérable du bassin dans le sens antéro-postérieur. La femme mourut quatre jours après, et à l'autopsie on trouva une tumeur *dure*, *dense*, ayant son point d'origine sur la face antérieure et externe du sacrum et effaçant en grande partie la lumière du détroit supérieur : « Sectio instituta tumorem crassum, « densum, durum, a latere baseos ossis sacri oriundum, maxi- « mam aditus pelvis partem occludentem patefecit. Symptomata « quæ progressa fuerant, utero a tumore compresso, tribuenda « esse videntur. »

Enfin ces tumeurs peuvent exister sans donner lieu à aucun symptôme et on ne les découvre qu'à l'autopsie : témoin la malade de Lourcine observée par Huguier.

Obs. I. (Personnlle) — Recueillie dans le service de M. le professeur Broca.

Madame Greffier (Marie), couturière, âgée de 26 ans, est entrée à l'hôpital des Cliniques le 1er juin 1876, dans le service de M. Broca, où elle occupe le lit n° 9. — Cette femme a toujours eu, jusqu'à ces derniers temps, une bonne santé.

Son père ni sa mère n'ont jamais eu de tumeur ; personne dans le reste de la famille n'a présenté d'accident analogue. Elle-même n'a eu ni la scrofule, ni la syphilis, et n'a jamais reçu de coup dans la région où elle souffre aujourd'hui. C'est une femme peu robuste, plutôt un peu maigre, mais assez vigoureuse; du reste, bien constituée, bien conformée. Elle a eu quatre enfants et trois fausses couches. Le premier enfant est né en 1859 : elle avait alors 19 ans. Les grossesses ont toujours été parfaitement normales, et la délivrance de même. Quant à ses fausses couches, elle peut les rattacher à des circonstances bien déterminées : la première suivit une émotion extrêmement violente; la deuxième, un effort pénible pour lever un fardeau; la troisième, une chute. La dernière grossesse est arrivée à terme sans accident spécial autre que celui dont elle se plaint encore, et qui constitue sa maladie. Ainsi donc, pas d'antécédents héréditaires : pas de syphilis, pas de scrofule, pas de traumatisme. En avril 1875, elle était enceinte de trois mois, quand elle fit sa troisième fausse couche ; elle s'aperçut alors qu'elle portait au niveau de l'épine iliaque antérieure et supérieure une petite tumeur du volume d'une noisette. Cette tumeur, dont le hasard seul lui avait révélé la présence, était dure, ronde et mobile.

Elle s'inclinait vers la fosse iliaque interne, et la malade sentait nettement et distinctement son point d'insertion à l'os des îles.

D'ailleurs, elle n'y attachait pas d'importance, puisque jamais elle n'avait rien éprouvé de gênant dans la région. Elle pouvait impunément la serrer entre les doigts et bien circonscrire ses limites. Le pédicule était très-court, avait à peine un demi-centimètre de longueur et laissait à la tnmeur toute sa mobilité. Dans les deux mois qui suivirent, elle grossit du double et prit le volume d'une noix.

Son médecin, croyant sans doute avoir affaire à un ganglion engorgé, lui faisait faire des frictions avec des pommades dites fondantes et notamment à l'iodure de plomb, qui, du reste, ne l'empêchèrent nullement de s'accroître. Cette femme devint alors enceinte pour la septième fois dans le courant du mois de juin 1875.

La tumeur se mit alors à grossir très-visiblement, et son volume augmentant concurremment avec celui de la matrice gravide, donnait à son ventre une dilatation peu commune, si bien que cette grossesse fut beaucoup plus fatigante que les autres; non pas en tant que grossesse, mais part le fait de la complication. Les fonctions s'accomplissaient régulièrement, mais il lui était impossible de s'occuper même de son travail qui n'est pas très-pénible (couturière).

La plus légère marche la fatiguait énormément. L'accouchement eut lieu le 20 mars 1876. Il fut facile; après quelques heures de douleurs elle était délivrée. Son enfant, quoique bien conformé, était plus grêle que les autres et n'avait certainement pas, au dire de la malade, le poids moyen. Ce défaut de développement ne peut être attribué qu'à la gêne apportée à sa nutrition intrautérine, car au bout de quelques jours, il avait bien repris, et actuellement il se porte très-bien, quoique prématurément sevré. Il a le développement habituel à son âge; à ce moment la tumeur avait le volume qu'elle a aujourd'hui. La santé générale n'a subi aucun trouble. Pas d'amaigrissement.

Depuis le mois de mars, elle a de violentes douleurs, qu'elle localise dans l'utérus avec une précision qui ne permet pas de les rapporter à la tumeur. Elles ne reviennent que la nuit; le jour elles disparaissent complètement quand elle vaque aux occupations de son ménage; mais quand elle se couche les douleurs se font sentir de nouveau. Quand la malade marche, la tumeur se porte en avant sur la face antérieure et tout à fait supérieure de la cuisse. Jamais elle n'a senti d'élancement dans la tumeur elle-même, mais depuis quelque temps elle éprouve des douleurs au pli de l'aine qui ne présente pas la moindre excoriation ni le moindre érythème.

La cuisse droite est le siége de fourmillemens continnels qui cessent à partir du genou. Ce membre est constamment engourdi. Sa température et son volume, l'état de la sensibilité, sont les mêmes que dans la cuisse gauche.

La malade a toujours eu des pertes blanches qui paraissent avoir diminué depuis ses couches. La défécation n'a jamais subi le moindre trouble. Chose plus étonnante; la miction s'accomplit très-régulièrement. De prime abord on aurait peine à croire à cette intégrité de fonctions. En effet la tumeur est énorme: elle a une forme ovoïde très-nette; sa grosse extrémité est tournée en bas, sa petite en haut et en dedans vers l'ombilic, qu'elle dépasse de 2 centimètres. Elle a 31 centimètres dans son grand diamètre et 25 depuis son bord supérieur au milieu du ligament de Poupart. Elle occupe toute la fosse iliaque interne et retombe en en avant sur la cuisse en déprimant ce ligament qu'il est très-difficile de sentir sous la peau. Elle est mobile en masse et adhère manifestement en bas vers l'épine iliaque et dans la fosse iliaque par une portion plus étroite dont il n'est guère possible de dire la grosseur. Si on essaie de la reporter en haut et en bas, la malade n'accuse aucune sensation intra-abdominale. Elle est indolente à la palpation. Elle est très-dure, mais un peu élastique, généralement lisse dans toute sa surface accessible, c'est-à-dire dans les trois quarts, l'autre quart étant en rapport avec la cavité pelvienne. La consistance est partout la même. Sur aucun point on ne trouve de ramollissement, de fluctuation ni d'induration plus marquée. A sa surface on trouve trois bosselures peu élevées, circulaires, ayant un diamètre de 7 ou 8 centimètres, ne dépassant pas le niveau général de plus d'un centimètre, mais parfaitement distinctes et présentant la même consistance que le reste de la tumeur. La peau qui la recouvre est distendue; à cet endroit les vergetures sont moins apparentes que dans la région gauche, correspondante. Elle glisse parfaitement sur la tumeur à laquelle elle n'adhère par aucun point. Elle n'est pas plus amincie qu'ailleurs. A sa surface rampe un réseau de veines développées, mais exactement limitées à la région de la tumeur. En déprimant les téguments par en haut et en dedans, on arrive facilement à circonscrire son bord supérieur qui est arrondi et se continue avec une surface inférieure inaccessible. Elle dirige son extrémité arrondie (et un peu distincte du reste de la masse par une légère dépression circulaire) vers l'ombilic et le côté gauche.

Elle dépasse en effet la ligne médiane de plusieurs centimètres, depuis l'ombilic au pubis. Elle a le volume d'une tête d'adulte; ses dimensions sont restées les mêmes depuis trois mois. L'utérus n'a aucun rapport avec elle; les mouvements qu'on lui communique par le toucher vaginal ne se transmettent pas à la tumeur qui se meut indépendamment de lui. Il n'est nullement abaissé. Les battements de l'artère fémorale ont de ce côté la même impulsion que du côté gauche.

Point d'œdème dans l'extrémité du membre. Par la toux, les fortes expirations brusquement arrêtées, et les mouvements alternatifs de flexion et d'extension du tronc, en un mot par la contraction des muscles de la paroi abdominale, on sent la tumeur se relever par en haut vers l'intérieur de la cavité, laissant à découvert le pli de l'aine qui est parfaitement sain.

Dans l'esprit de M. le professeur Broca, la nature fibreuse de cette tumeur ne prête pas au moindre doute. L'intégrité de la miction est due au refoulement de la vessie vers la gauche ; quant à l'utérus et au gros intestin ils n'ont avec elle que des rapports très-éloignés, par le fait de la marche qu'elle a affectée dans son développement. Mais (et c'est ici que commencent les difficultés) quels sont ses rapports avec le péritoine ? Adhère-t elle à la séreuse par une petite, par une grande surface ? Ou bien seulement en est-elle coiffée dans une plus ou moins grande étendue ? L'étude de son développement peut-elle nous conduire à une réponse ? Faut-il voir une preuve d'indépendance dans ce fait que la tumeur, d'abord très-petite, était parfaitement mobile et constituait une masse évidemment originaire du périoste de l'os iliaque? Pouvons-nous admettre qu'en se développant, elle a repoussé le péritoine sans déterminer la formation d'adhérences de nature irritative ? Toutes questions qui nous paraissent insolubles.

Que si nous l'avions vue avant qu'elle atteigne ses prodigieuses dimensions, nous serions tout porté à croire à cette indépendance des deux tissus. La régularité de la marche, l'absence de toute douleur pouvant se rapporter à une péritonite localisée, nous y autoriseraient jusqu'à un certain point, et, dans tous les cas, il ne serait pas téméraire d'intervenir, même au prix d'une manœuvre ayant pour résultat de décoller le péritoine. Nous voyons dans les autres observations cette pratique avoir été suivie de succès. Nélaton ouvrit même cette séreuse, ce qui n'empêcha pas la malade de guérir.

Mais en présence d'une tumeur aussi volumineuse nous penchons avec M. le professeur Broca vers la pire hypothèse, et estimons que la plus sage conduite est celle de l'éminent chirurgien. M. le professeur Broca, dont l'opinion à ce point de vue était pour nous d'un si grand prix, nous disait un de ces jours :

« Si c'était un hystérome, malgré ses dimensions je l'opére-
« rais peut-être; je ne craindrais même pas d'ouvrir le péri-
« toine.

» Mais ici je n'ose ;... je ne l'opérerai pas. »

Que deviendra cette tumeur ? Restera-t-elle stationnaire ? L'arrêt qu'elle a subi depuis le mois de mars pourrait peut-être faire espérer cette terminaison. Peut-être l'évolution de ces tumeurs est-elle étroitement liée à l'état de gravidité ou de vacuité de l'utérus ; et peut-être celle-ci s'arrêtera-t-elle si la malade ne devient plus enceinte. Augmentera-t-elle de volume avec une huitième grossesse ? Nous croyons que l'avenir seul peut répondre à ces questions. Quoi qu'il en soit, c'est une femme désormais infirme ; nous ne pourrions que l'engager à porter une ceinture faite sur mesure pour soutenir la tumeur.

Obs. II. — (Communiquée par M. Tillaux). — Fibro-myxôme du bassin chez un homme. — Extirpation. — Guérison définitive.

Eugène Rouget, 47 ans, marchand de comestibles, entre à l'hôpital Lariboisière le 14 novembre 1875.

Il y a 20 ans que cet homme s'est aperçu pour la première fois de l'existence d'une petite grosseur à la partie postérieure de la fosse ischio-rectale droite. Cette tumeur avait alors le volume d'un œuf de poule. Elle a grossi lentement, sans provoquer de douleur, jusqu'en 1870, époque à laquelle le malade fut obligé de passer quelques mois à l'hôpital Necker, puis à Saint-Antoine, pour une sciatique du côté droit.

Les premiers troubles dans la défécation, troubles pour lesquels, en somme, le malade rentre chez M. Tillaux, ne remontent qu'à quatre ou cinq mois.

Cet homme est vigoureux ; il n'a pas maigri, ne souffre pas, soit pendant le repos, soit pendant la marche, la station assise est seulement un peu gênée; mais, ce qui l'inquiète, c'est la grande difficulté qu'il éprouve pour uriner et surtout pour aller à la selle : ses matières sont aplaties et surtout creusées par une raînure médiane.

Le malade étant placé comme pour la taille, voici ce qu'on observe : une tumeur irrégulière, bosselée, grosse comme une tête de fœtus à terme, remplit la fosse ischio-rectale droite et soulève la peau ; celle-ci a sa coloration normale, n'est pas sillonnée de veines, et glisse aisément sur les parties profondes. La consistance de la tumeur n'est pas la même partout; dure dans certains points, elle est élastique, semblable à la consistance du cartilage dans d'autres. La palpation confirme l'existence des bosselures déjà révélées par la simple inspection ; la tumeur est mobile, surtout à sa partie inférieure; en haut, elle semble adhérer aux parties placées profondément, soit au coccyx, soit au sommet du sacrum. Le toucher rectal vérifie ces données et les complète, car il apprend que la tumeur a un prolongement intra-pelvien, dont on ne peut, avec le doigt, atteindre la limite supérieure. Le doigt se trouve étroitement serré ; il sent, sur la partie de la paroi postérieure du rectum, une saillie longitudinale sur les côtés de laquelle existent deux gouttières. Le rectum est refoulé en avant et haut, et aplati contre le pubis. La vessie elle-même est comprimée.

Diagnostic. — La lenteur dans le développement de cette tumeur, l'état général qui est très-bon, permettent de rejeter toute idée de tumeur maligne. Un lipome ne serait ni dur ni adhérent. M. Tillaux porte le diagnostic de fibro-enchondrome du bassin. Il pense que la tumeur se compose de deux parties : une extérieure, saillante, et une autre intra-pelvienne, à laquelle sont dus spécialement les accidents de compression du rectum. Le point d'implantation siége probablement au niveau du sommet du sacrum ou du coccyx.

Les troubles sérieux dans la défécation, l'imminence d'une obstruction intestinale par compression de l'intestin, décident M. Tillaux à une intervention chirurgicale. Il se propose, après avoir mis la tumeur à nu, de l'attirer avec des pinces à griffes et d'en enlever le plus possible, afin, tout au moins, de conjurer le danger causé par l'obstacle au cours des matières ; il est possible de l'atteindre, on incisera le pédicule et on tâchera d'énucléer la tumeur.

Opération le 10 novembre, sous le chloroforme.

Incision avec l'anse du galvano-cautère sur la ligne médiane du périnée en respectant l'anus. Deuxième incision transversale, perpendiculaire à la première, qu'elle rejoint vers le milieu de la tumeur. On détache la peau et on la rabat en bas et en haut. L'opérateur dégage alors la tumeur en procédant par décollement avec le doigt, et arrive sur le pédicule, qui s'insère bien sur le coccyx comme on l'avait supposé. M. Tillaux coupe ce pédicule avec un bistouri boutonné, attire en bas la tumeur dont la portion pelvienne finit enfin par s'énucléer. Cette dernière portion n'avait heureusement aucune adhérence avec les parties environnantes. L'immense vide, ainsi créée, ressemble assez bien à un sablier dont le collet correspond à la place qu'occupait le pédicule.

Le malade a perdu très-peu de sang pendant l'opération. On applique quelques points de suture, puis un bandage en T.

La tumeur a une ressemblance grossière, comme volume et forme, avec un fœtus presque à terme, dont le cordon serait remplacé par le pédicule.

Longueur, 26 centimètres; diamètre transversal, 10 centimètres. Sur une section on aperçoit une surface blanchâtre, infiltrée en certains points d'une matière gluante; on y trouve comme des noyaux, qu'il est possible d'énucléer et comparables aux fibromes utérins. Certaines parties sont plus molles, analogues à du myxome; dans d'autres, on trouve des kystes. En résumé, le point de départ a été probablement le coccyx; de là, la tumeur a poussé un prolongement qui a rempli la fosse ischio-rectale, sans produire aucun accident; puis, longtemps après le début, un autre prolongement, celui-là intra-pelvien, qui a comprimé le rectum; l'opération a duré 20 minutes.

Le 11. Le malade a perdu un peu de sang; il a de la fièvre. Température axillaire 39°,4. Malgré cela, il se sent soulagé, les gaz sont expulsés facilement, et le malade urine avec une facilité qui le surprend agréablement lui-même.

Le 9. Légère hémorrhagie par la plaie, la fièvre continue; quelques coliques sourdes.

Le 14. Application de sangsues à l'hypogastre contre les douleurs abdominales et l'empâtement du ventre, qui indiquent un peu de péritonite localisée. La plaie est pansée soir et matin. M. Tillaux y fait faire des avages avec l'eau alcoolisée.

La plaie devient bourgeonnante dès le 16; l'appétit renaît, le malade va assez facilement à la selle, les douleurs abdominales ont disparu; les jours suivants, quelques lambeaux de tissu cellulaire mortifié sont éliminés.

A partir du 25, l'excavation se comble rapidement,

Le 12. Les lèvres de la plaie sont presque rapprochées.

Le 22. Le malade sort guéri de l'hôpital; la plaie est presque cicatrisée et il ne se plaint plus d'aucun trouble fonctionnel. Au moment où nous écrivons notre thèse, la guérison se maintient toujours.

(*Bulletins* de la Société de chirurgie, séance du 29 décembre 1875.)

Obs. III. — (Résumée de l'observation recueillie par le Dr Delaunay, alors interne de M. Gosselin) (1). — Tumeur fibreuse péripelvienne, adhérente au péritoine. — Opération par morcellement. — Ablation incomplète.

Joséphine M.., 26 ans, blanchisseuse; première couche difficile, à 22 ans, suivie de symptômes vagues pendant quelques temps, accentués depuis un an. Tumeur indolente pendant plusieurs mois, devenue douloureuse brusquement le 7 juin 1859. Grosse alors comme un petit œuf, a grossi lentement en provoquant des douleurs intermittentes sur le trajet du nerf abdomino-génital. Elancements par intervalles dans la tumeur. Elle est mobile. Pédicule large, adhérent à l'épine iliaque antérieure et supérieure. Peau saine, glissant sur la tumeur, dure, élastique, surface lisse, bosselée sur quelques points, indolente à la palpation par moments seulement. Dans d'autres douleurs vives. 0,08 de hauteur, 0,09 de largeur. Indépendance absolue de l'utérus dont le col présente, d'ailleurs, des rougeurs et des ulcérations. Douleur sourde dans la région hypogastrique augmentant par la fatigue. Dans la tumeur, la région inguinale droite et la fosse iliaque droite, douleurs lancinantes comme des coups de canif, revenant spontanément par intervalles, qui deviennent de plus en plus courts. Les douleurs augmentent aux périodes menstruelles. Régime tonique. Médication calmante. La section sous-cutanée n'empêche pas la tumeur de se développer d'une façon alarmante. Opération le 20 février 1860. Une incision, comme pour l'iliaque externe, conduit sur la tumeur qui adhère avec le péritoine. M. Gosselin l'enlève tranche par tranche et en laisse une partie pour ne pas ouvrir la séreuse péritonéale. La tumeur est composée d'éléments fibreux et fibro-plastiques par parties égales. Pendant quelques jours, la plaie fut envahie par la pourriture d'hôpital. La portion que M. Gosselin a laissée bourgeonne et s'accroît : flèches caustiques. A la chute, il n'en reste plus trace. La plaie

(1) Bodin, Thèse de Paris, 1861.

guérit. Mais il reste une légère éventration et une cicatrice douloureuse. M. Gosselin conseille un bandage plane, à pelote en caoutchouc et à pression modérée. Pas de récidive. Actuellement, guérison absolue(1).

Obs. IV. — (Résumé d'une leçon de Nélaton à l'hôpital des Cliniques, *Gazette des hôpitaux*, 1862).

Le 23 janvier 1862 entrait dans les salles de Nélaton une femme âgée de 26 ans, couturière. Il y a quatre ans, elle a eu un enfant; peu de temps après l'accouchement, elle s'est aperçue qu'elle avait dans la fosse iliaque droite une petite tumeur dure, du volume environ d'un dé à coudre. Cette tumeur s'accrut graduellement. Elle était le siége de douleurs particulières : des élancements et des picotements qui s'irradiaient quelquefois aux parties voisines, à la cuisse et à la jambe de ce côté.

Toutefois, la malade fut assez longtemps sans se préoccuper gravement de sa tumeur; enfin, la voyant dernièrement atteindre un volume considérable, elle se décida à venir réclamer nos soins.

Je reconnus aussitôt qu'il s'agissait là d'une de ces tumeurs que je désigne sous le nom de tumeur fibreuse de la fosse iliaque. Elle est située immédiatement au-dessous du pli inguninal droit, de forme ovoïde, à grand diamètre dirigé parallèlement au pli de l'aine. La peau n'offre rien de particulier, ne présente aucune adhérence avec la tumeur; celle-ci est dure, non pas d'une consistance comparable à celle du tissu osseux ou cartilagineux, elle a cependant une résistance assez ferme qui rappelle celles des polypes fibreux utérins.

On ne peut l'abaisser, retenue qu'elle est par le plancher de la fosse iliaque; on la refoule un peu dans la profondeur; on peut également l'élever dans une certaine étendue; mais, si l'on veut essayer de la faire cheminer vers la ligne médiane, on sent une résistance invincible, indice d'une union intime avec la crête iliaque.

Interrogeant les sensations éprouvées par la malade, nous pûmes constater qu'elle y ressentait des élancements, des picotements, qu'elle comparait à des coups d'épingle. Ces douleurs apparaissaient plus souvent la nuit que le jour. Elles se montraient aussi après la marche et s'exaspéraient un peu quand on explorait la tumeur. Chose bizarre! la malade en souffrait plus l'été que l'hiver. Enfin les douleurs offraient une intensité particulière à l'époque des règles.

Nélaton concluait à la nécessité de l'opération. Nous ignorons ce qu'il

1) Communication orale de M. Gosselin.

a résolu par la suite. Dans cette leçon, il rapporte deux opérations faites dans des circonstances tout à fait analogues. La première malade était une cliente de Michon qui, craignant que la tumeur fût de nature encéphaloïde, considérait la récidive comme à peu près fatale et était très-peu disposé à intervenir. Nélaton insista au contraire sur l'opportunité de l'opération qui présenta quelques difficultés. Le péritoine était *très-fortement adhérent* à la tumeur, et en le décollant, le chirurgien l'ouvrit dans une très-petite étendue. Heureusement, un bouchon épiploïque vint obturer la petite ouverture, et constituer ainsi un moyen anaplastique naturel. Aucun des gros vaisseaux de la région qui, cependant, avait dû être disséqués, ne fut lié. Enfin, Nélaton abrasa le pédicule sur la crête iliaque avec des ciseaux. Tout se passa bien, et la malade guérit. L'opération fut pratiquée en 1857. La guérison ne s'était pas démentie en 1862.

Le second cas était une tumeur présentant un volume plus gros que la tête d'un fœtus à terme. Une incision semblable à celle que l'on pratique pour la ligature de l'iliaque externe la mit à découvert dans toute son étendue. Le pédicule fut réséqué au niveau de la crête iliaque, et le malade guérit. Cinq ans après il n'y avait pas eu de récidive.

Obs. V. — Tumeur fibreuse péripelvienne (1), adhérente à l'épine iliaque antérieure et supérieure par un pédicule ; section de ce pédicule par la méthode sous-cutanée.

O... (Catherine), âgée de 39 ans, cuisinière, entre à l'hôpital Beaujon, dans le service de M. Huguier, le 4 mai 1860.

Elle est d'une taille au-dessus de la moyenne, d'une bonne constitution, d'un tempérament lymphatico-sanguin. Elle n'offre pas de teinte cachectique ; elle n'a jamais eu de maladies antérieures et ne présente aucune trace de syphilis. Elle est atteinte d'une hernie inguinale droite, maintenue au moyen d'un bandage. Réglée à 14 ans, mariée à 29. Toujours bien réglée. A 30 ans, premier accouchement qui fut facile, mais une hémorrhagie grave survint après l'accouchement. Elle resta très-af-

(1) Bodin. Loc. cit.

faiblie et garda le lit pendant deux mois. A 34 ans, seconde grossesse et fausse couche à 5 mois sans cause appréciable. Un médecin appelé à cette époque, fixa l'attention de la malade sur une tumeur de la grosseur d'une noix, siégeant dans la région iliaque gauche et au-dessus du ligament de Fallope. L'absence de douleur dans cette tumeur et la lenteur de son développement l'avaient fait passer inaperçue. Au commencement d'avril 1860, cinq mois après la fausse couche, des élancements que la malade compare à des coups d'épingle, plus forts avant et après les règles, augmentant sous l'influence de la marche et de la fatigue, se firent sentir dans la tumeur; et son volume, qui était resté jusque-là stationnaire, fit des progrès rapides. Du reste, le sommeil était bon, l'appétit conservé et les digestions faciles, et si la malade maigrit beaucoup à cette époque, comme elle le dit, c'est sans doute sur l'abus des purgatifs qu'elle fit d'après l'ordonnance de son médecin dans le but de faire disparaître la tumeur. Enfin fatiguée d'un traitement qui n'amenait aucun résultat, elle entre à l'hôpital.

Etat actuel. — Il existe à la partie antérieure et latérale gauche de la paroi abdominale du ligament de Fallope, entre l'épine iliaque antérieure et supérieure et le pubis, une tumeur du volume d'un œuf de poule. La peau qui la recouvre a une coloration normale et glisse bien sur elle. La surface de cette tumeur est arrondie, lisse, dure, élastique, indolore à la pression même assez forte et peu mobile. La pression sur les parties voisines la fait refouler jusque dans la cavité abdominale. En passant le doigt sous son bord inférieur, on l'énuclée pour ainsi dire des parties profondes. Elle paraît développée dans l'épaisseur même de la paroi abdominale. Elle adhère au niveau de l'épine iliaque antérieure et supérieure et à la face interne de l'os des îles par un pédicule gros et court. Dans ce point la pression est douloureuse.

Son extrémité libre est ovoïde, assez volumineuse et distante de la ligne blanche d'environ 2 cent. Son bord inférieur semble se confondre avec le ligament de Fallope dans les deux tiers externes; son bord postérieur est libre et arrondi. Les mouvements imprimés à l'utérus par le toucher vaginal ne sont pas communiqués à cette tumeur; elle n'est donc pas adhérente à cet organe ni à d'autres points de l'enceinte pelvienne, comme le confirme aussi le toucher rectal.

Depuis son entrée la malade prend des fondants, et comme il ne se manifeste aucune diminution dans le volume de la tumeur, M. Huguier, suivant l'exemple de M. Gosselin, se décide à en couper le pédicule le 2 juin.

Il fait au niveau de l'épine iliaque antérieure et supérieure une incision jusqu'aux couches musculaires, à la faveur de laquelle il introduit le bistouri falciforme à pointe mousse, et rasant le plus près possible, pour éviter la lésion du péritoine, le point d'insertion au squelette, il coupe le pédicule des parties profondes vers les parties superficielles par de petites incisions. Il sort du sang par la plaie en assez grande quantité, il est veineux et sans doute fourni par la veine circonflexe iliaque. Pansement à plat. Pas d'accidents le jour de l'opération ni les jours suivants.

Le 15. La malade a ses règles qui sont précédées et accompagnées de quelques douleurs dans la tumeur. La malade quitte Beaujon le 2 juillet. La tumeur paraît avoir un peu diminué, mais cela tient à ce qu'elle est plus enfoncée du côté du bassin. Le 20 juillet, elle vient à la consultation : le volume de la tumeur est le même qu'à l'époque de sa sortie et elle est toujours le siége de quelques élancements, surtout au moment des règles.

Obs. VI. — (Communiquée par M. le professeur Richet.)

Madame L..., âgée de 25 ans, vint consulter le docteur Richet au mois de juin 1871 pour une tumeur située dans la fosse iliaque gauche, qui donnait lieu à de très-violentes douleurs, un peu calmées toutefois depuis quelque temps. Cette tumeur, de la grosseur du poing, semblait située entre les parois abdominales et avoir son siége un peu au-dessus de l'orifice interne du canal inguinal. Elle était arrondie, régulière, élastique, mobile et ne paraissait pas suivre les mouvements de la paroi abdominale. Un examen plus attentif permettait de lui assigner son siége véritable, qui était la fosse iliaque interne, et en écartant la tumeur, la malade étant penchée sur le côté droit, on pouvait s'assurer qu'elle était implantée effectivement sur la face interne de l'os des îles par un pédicule qui pouvait avoir approximativement la grosseur du petit doigt. Cette circonstance conduisit M. le professeur Richet à supposer qu'il serait possible de la détacher de son point d'implantation par une ligature métallique ou autre portée autour du pédicule à l'aide d'une aiguille de Deschamps, et à travers une ouverture faite avec un instrument étroit ; en un mot, par la ligature sous-cutanée analogue à celle qui est mise en usage pour lier les veines du cordon par le procédé de MM. Gagnebé, Ricord et Vidal (de Cassis). Cependant, comme il s'agissait là d'un procédé nouveau, M. Richet voulut avoir l'avis de deux confrères expérimentés qui, sur sa demande, lui furent immédiatement adjoints: l'un était Nélaton, l'autre le professeur Gosselin. Après examen attentif, ces deux professeurs partagèrent les espérances de M. Richet et l'encouragèrent dans cette voie. L'opération fut pratiquée le 22 avril 1872, de la manière suivante :

Une simple ponction fut pratiquée le long de la crête de l'os des îles à deux centimètres au-dessus de l'épine iliaque antérieure et supérieure; une sonde cannelée fut introduite directement jusqu'au niveau du pédicule de la tumeur, et, quand on se fut assuré de cette façon du pédicule et de son insertion, une aiguille de Cowper munie d'un fil métallique en argent fut glissée le long de la cannelure de la sonde cannelée. On contourna le pédicule, et avec des pinces on alla chercher l'extrémité du fil ramenée du côté du pédicule opposé à celui par lequel on avait pénétré.

L'aiguille fut alors retirée, puis le fil fut serré avec le tord-fil employé dans l'opération de la fistule vésico-vaginale et l'appareil fut laissé en place. Sans qu'on fût obligé de serrer davantage le fil, le 4e jour le pédicule fut coupé et l'anse de fil sortit tout naturellement par la plaie qui lui avait donné passage. Jusque là tout avait marché à souhait. Aucune douleur notable ne s'était manifestée localement; la malade n'avait éprouvé aucune réaction générale et c'est à peine si quelques gouttes d'un liquide séro-sanguinolent s'étaient écoulées le long du fil. Mais une fois celui ci retiré, les choses changèrent de face. Un empâtement d'abord limité au pourtour de l'ouverture se manifesta dès le soir du cinquième jour, puis il s'étendit de proche en proche à toute l'étendue de la fosse iliaque. Une réaction générale excessivement vive s'empara de la malade: fièvre, agitation, nausées, perte de l'appétit; si bien que dès le septième jour l'opérateur, voyant un suintement purulent se faire par l'ouverture quand on pressait sur les parois de la fosse iliaque, n'hésita pas à introduire une sonde cannelée et à debrider par le haut et par le bas. Il fit une incision de 4 ou 5 centimètres, qui donna issue à un demi-verre environ d'un pus horriblement fétide et d'une couleur brune, mélangé de caillots et de débris. Pendant plusieurs jours l'écoulement se fit avec une certaine abondance; mais l'inflammation resta toujours limitée aux parois de la fosse iliaque sans jamais gagner le péritoine.

Pendant ce temps, la tumeur qui avait semblé participer à l'inflammation suppurative diminuait notablement de grosseur. Des injections détersives étaient pratiquées régulièrement matin et soir avec de l'eau de noyer alcoolisée. La malade reprit bientôt l'appétit. L'écoulement diminua de plus en plus, et le vingt-cinquième jour après l'opération, la plaie était complètement cicatrisée et la fosse iliaque débarrassée.

Il serait important de pouvoir préciser si l'inflammation suppurative avait commencé par le tissu cellulaire de la fosse iliaque, pour de là gagner la tumeur; ou si, au contraire, cette suppuration avait eu pour point de départ le tissu même de la tumeur. Car, si la tumeur n'avait suppuré que consécutivement à l'inflammation du tissu cellulaire de la fosse iliaque, on pourrait espérer dans d'autres circonstances plus heureuses, de la voir échapper à ce mode de destruction, à cette terminaison, et se résorber sur place.

Toujours est-il que, dans le cas présent, cette inflammation suppurative qui semble en dernière analyse avoir pris naissance dans le trajet du fil, s'est certainement propagée à la tumeur et en a amené la destruction. Ce mode de terminaison constitue un danger sérieux, précisément celui que par cette opération on désirait éviter. Quoi qu'il en soit, la malade a guéri radicalement et définitivement, car depuis cette époque elle est accouchée une première fois, et depuis cette couche est devenue enceinte une deuxième fois, sans avoir présenté aucun phénomène du côté de la fosse iliaque soit pendant, soit après sa grossesse.

Il est bon de noter que cette malade avait déjà eu un enfant qui avait trois ans lorsque M. Richet la vit pour la première fois. La grossesse n'avait présenté aucun trouble particulier qui eût attiré son attention du côté de la fosse iliaque. Elle ne s'aperçut de la tumeur qu'à l'occasion des douleurs dont nous avons parlé plus haut, douleurs d'abord supportables, mais qui prirent bientôt une intensité excessive. A ce moment la tumeur avait le volume d'une noix : dans l'espace de sept ou huit mois elle acquit celui du poing et causait des douleurs intolérables.

Malgré la rapidité de cette évolution, d'après les caractères physiques, les trois éminents chirurgiens n'hésitèrent pas un instant pour établir le diagnostic de tumeur fibreuse. La palpation permettait d'arriver facilement sur le pédicule et de le localiser dans la fosse iliaque. En faisant exécuter à la malade des mouvements de flexion et d'extension du tronc, on constatait l'indépendance absolue de la tumeur avec la paroi abdominale.

La difficulté reposait sur le mode opératoire. C'est alors que M. Richet, considérant la richesse vasculaire du pédicule par lequel se fait la nutrition de ces tumeurs, songea à prévenir les suites de l'épanchement sanguin qui semble devoir succéder à la section sous-cutanée, en faisant une heureuse extension du principe de la ligature sous-cutanée des vaisseaux. Jusque là rien n'avait été essayé dans ce sens. C'est à M. le professeur Richet que revient l'honneur de cette conception philosophique qui est, sans contredit, une des conquêtes les plus rationnelles de la science. Nous y reviendrons plus tard au chapitre du traitement.

Obs. VII. — (Bodin, loc. cit.) — Tumeur fibreuse développée dans l'hypochondre gauche au niveau des dernières fausses côtes.

J... (Marie), âgée de 53 ans, concierge, entre à l'hôpital Beaujon dans le service de M. Gubler pour être soignée d'une affection rhumatismale chronique.

Réglée à 12 ans, mariée à 24, elle a eu trois enfants. Elle porte dans l'hypochondre gauche une tumeur du volume du poing ; son grand diamètre est vertical ; son extrémité supérieure est en rapport avec la dernière fausse-côte à la face de laquelle elle paraît adhérer par un pédicule court et aplati. Son extrémité inférieure descend jusqu'à la crête de l'os des îles et paraît se prolonger aussi par un pédicule dans le voisinage de l'épine iliaque antérieure et supérieure; son bord postérieur répond au bord libre du carré des lombes; son bord antérieur est distant de l'ombilic de 10 à 12 cent. Elle est arrondie, dure, non bosselée. La peau qui la recouvre est sillonnée par quelques veines. Elle est peu mobile, surtout dans le sens transversal. Elle n'a jamais été douloureuse depuis le moment de son apparition jusqu'à son entrée à l'hôpital ; toutefois au niveau de son attache supérieure il y a eu dès l'origine quelques petits élancements.

Sa marche a été très-lente, puisqu'il y a quatorze ans qu'elle a débuté à la suite d'un violent effort suivi d'une espèce de craquement dans le point où elle s'est développée. Il n'y a pas de teinte cachectique. Pas d'antécédents héréditaires, ni syphilitiques. Toutes les fonctions s'accomplissent bien.

Obs. VIII. (*Ibid.*) — Tumeur fibreuse interstitielle de la paroi abdominale, adhérente à la face interne de la troisième fausse côte gauche, en dehors du bord externe du muscle droit de l'abdomen.

Mme X... se présente à la consultation de M. Huguier; elle est âgée de 28 ans, blonde, lymphatique. Elle a eu deux enfants, dont le dernier il y a dix-huit mois.

Elle ne s'est aperçue de cette tumeur qu'au mois de janvier dernier. Elle ne connaît pas d'autres causes à son développement que des vomissements abondants et presque continus pendant ses grossesses. Cette tumeur est allongée, presque cylindrique, elle a une longueur de 5 cent. sur 2 cent. de largeur environ. Elle présente à l'union de son tiers supérieur avec les deux tiers inférieurs un légerécissement et paraît comme formée par deux masses principales, dont l'inférieure est un peu plus considérable. Elle n'est pas douloureuse, mais seulement gênante quand la malade met son corset.

Obs. IX. (Résumée, *Ibid.*) — Tumeur fibreuse de la paroi abdominale, adhérente à la face externe de la dernière fausee côte gauche.

O... (Thérèse), 33 ans, couturière, entre à l'hôpital Beaujon, dans le service de M. Huguier, le 15 juin 1861. Pas de scrofule. Pas de syphilis. Elle a eu neuf enfants. La moitié gauche de l'abdomen est occupée par une tumeur à grand diamètre vertical de 27 centimètres, de la fausse-côte à 9 centimètres du pubis, 0,26 de large ; peau normale, quelques veines. Tumeur mobile, pédiculée, sans adhérence à la peau, dure, élastique, indolente, suivant les mouvements de la paroi, s'enfonce dans l'abdomen quand la malade s'assied sur son séant. Depuis quelques jours légers élancements. Pas de troubles généraux.

La malade rapporte qu'il y a 19 mois elle a reçu un coup de pied au niveau du creux épigastrique. Pas d'ecchymose consécutive, mais trois semaines après apparut une tumeur qui avait le volume du poing quand elle devint enceinte de son neuvième enfant. Pendant les sept premiers mois elle reste stationnaire, mais depuis ce moment elle a fait des progrès continus et rapides. En raison du volume de la tumeur, M. Huguier s'abstient de toute opération.

Obs. X. — Résumée. (Bodin, loc. cit.). — Tumeur fibreuse péripelvienne. — Ablation complète. — Eventration consécutive.

Louise B..., 27 ans, cuisinière, entre dans le service de M. Huguier le 15 juin 1860. Santé générale bonne. Antécédents nuls. Deux couches dont la première remonte à trois ans et fut suivie des accidents suivants, qui ne devinrent sensibles qu'au troisième mois de sa deuxième grossesse en octobre 1859. Tumeur grosse comme un œuf de pigeon dans la fosse iliaque gauche, siége d'élancements durant toute la grossesse, qui cessèrent après. Mais la tumeur s'accrut et atteignit le volume du poing. Dure, élastique, attachée par un pédicule court et arrondi à l'épine il. ant. et sup.; second pédicule à l'autre extrémité, allant vers le pubis, moins prononcée. Surface lisse. La peau est rouge. Pression douloureuse. Fièvre, nausées, roubles consécutifs au passage d'un séton-fil dans la tumeur. On retire le séton, et on peut alors constater l'indépendance de la tumeur et de l'utérus, sa mobilité, son élasticité, soulevée avec la paroi abdominale dans la toux et les fortes inspirations. Son accroissement rapide effrayant la malade, M. Huguier fait une incision suivant le grand axe de la tumeur, arrive sur elle dans le fascia superficialis épaissi. Section des deux pédicules, décollement de la tumeur sans lésion du péritoine. Les jours suivants, quelques phénomènes de péritonite localisée combattue par l'administration du calomel. La tumeur est ovoïde, aplatie légèrement, lisse, unie, pèse 192 gr., d'un blanc grisâtre, opalin à la surface; rosée au centre. Tissu fibreux pur. Six mois après, la guérison s'est maintenue, mais il y a une hernie à cette place. Pelote. Dans le point diamétralement opposé, à droite, M. Huguier constate une petite tumeur analogue, indolente, lisse.

Obs. XI. — Résumée d'une communication de M. le Dr Chairou à la Société de chirurgie, 1864.

Une femme de 21 ans, habitant Rueil, exempte de tout antécédent syphilitique ou strumeux, bien réglée, a eu trois enfants dans quatre ans. Première douleur dans le cours de la dernière grossesse, lancinantes, ressemblant à des coups d'épingle, et siégeant dans le côté droit. Elles augmentaient pendant la marche et cessaient pendant le repos. Après son accouchement, elle s'aperçut de la présence d'une tumeur qui s'accrut rapidement; les douleurs augmentaient en proportion, envahissant le bassin, les reins et la jambe, au point qu'au bout de quelques mois elle dut interrompre tout travail.

A l'examen on constatait une tumeur ayant le volume d'un œuf de poule, siégeant au-dessus de l'arcade crurale et parallèle à cette arcade, ovoïde, très-dure, homogène dans sa masse, à surface lisse et régulière, non adhérente à la peau qui glissait sur elle, et ayant ses deux extrémités à égale distance de l'épine iliaque antéro-supérieure et de l'épine du pubis. La tumeur est à peu près immobile. On peut cependant lui imprimer un léger mouvement dans la profondeur. Elle est solitaire, indolente au toucher, mais une pression un peu forte y réveille une sensation pénible sans irradiation. Le diagnostic fut confirmé par Nélaton. Pendant six semaines, iodure de potassium à l'intérieur et emplâtre de Vigo sur la région de la fosse iliaque droite. La tumeur s'accroissant toujours, M. Chairou pratique l'extirpation sous le chloroforme le 23 décembre 1863. Incision de 12 cent. suivant le grand axe de la tumeur jusque sur la tumeur elle-même, en traversant les aponévroses. Un aide écartant les lèvres de la plaie, l'opérateur saisit la masse fibreuse avec une pince de Museux et la fait soulever par un autre aide. Incision du pédicule pubien. Dissection de dedans en dehors; incision du pédicule iliaque. Réunion par première intention. Pas de fièvre, pas d'agitation, pas de fistules. La malade se levait au quinzième jour et au bout de trois semaines reprenait ses occupations. L'immobilité de cette tumeur s'explique ici par la présence des deux pédicules. M. le Dr Luys craignait la récidive à cause de sa grande vascularisation. En 1872 la malade n'avait pas eu de récidive. La tumeur n'adhérait pas au péritoine, mais elle se confondait en partie avec les fibres musculaires des muscles abdominaux. Elle siégeait entre le péritoine et le fascia iliaca.

ANATOMIE PATHOLOGIQUE

Les tumeurs dont nous entreprenons l'étude ont été désignées indistinctement par les rares chirurgiens qui les ont observées sous les noms de tumeurs fibreuses péripelviennes, intrapelviennes, tumeurs fibreuses de la fosse iliaque. C'est cette dernière dénomination que leur donnait de préférence Nélaton à qui l'on doit la première description *ex-professo* de ces productions pathologiques. Toutefois, si on pouvait jusqu'à un certain point considérer ce titre comme exact d'après les faits qu'il avait observés lui-même et d'après ceux de MM. Gosselin, Huguier et Michon, il n'en est plus ainsi aujourd'hui. Bien qu'après la discussion de 1860 à la Société de chirurgie, les observations soient restées d'nne rareté désespérante, nous pouvons cependant en faire une étude assez complète et justifier le premier nom qui leur avait été donné. Ainsi donc, nous les appellerons tumeurs péripelviennes; et par là nous entendons des productions se développant aux dépens du périoste, prenant naissance sur le périoste du bassin, c'est-à-dire sur un des points quelconques de cette cavité formée par le sacrum, les os iliaques et le coccyx. Limiter le point d'insertion à l'épine iliaque antérieure et supérieure ou inférieure, c'est, nous paraît-il, ne pas tenir un compte suffisant des faits observés. C'est leur donner une interprétation trop étroite. Nous leur donnerons un cadre plus large, et tout en signalant la plus grande fréquence de l'origine de ces fibromes à tel ou tel point du pelvis, nous généraliserons davantage le phénomène, et considérerons les cas observés par Huguier et par M. Tillaux comme faisant partie de ce chapitre de la pathologie externe. Dès lors, nous n'en ferons plus une maladie propre à la femme ; et tout en ayant soin de signaler la singulière prédisposition qu'elle présente à cet égard, nous attribuons une grande importance à la tumeur que notre maître M. Tillaux a observée chez l'homme. Espérons qu'un avenir plus ou moins rapproché viendra ajouter d'autres faits à l'appui de notre manière de voir. D'ailleurs, nous restons dans la règle générale et nous ne voyons dans ce fait unique dans la science que la confirmation de la loi posée par M. Guyon:

« Les recherches que j'ai faites récemment sur les tumeurs fibreuses m'ont appris qu'indépendamment de celles que Nélaton désignait sous le nom de tumeurs de la fosse iliaque, les tumeurs fibreuses occupant le dos, la nuque, les omoplates, s'observent également de préférence chez la femme (1). »

Il importe d'abord, tant au point de vue du diagnostic qu'au point de vue du traitement, d'établir plusieurs classes de ces tumeurs : les unes développées sur le périoste du petit bassin, les autres implantées dans les fosses et sur les crêtes iliaques ; la troisième classe comprendrait des fibromes qu'il conviendrait d'appeler sous-thoraciques et qui prennent leur point d'implantation sur les dernières fausses-côtes. Celles-ci obéissent aux lois de la déclivité, se dirigent vers le bassin, dont à un moment donné de leur évolution elles paraissent être une dépendance propre. Mais, avant d'aller plus loin dans la description de cette variété de tumeurs, nous entrerons dans

(1) Bulletins de la Société de chirurgie, 1875.

quelques considérations relatives à l'anatomie pathologique des fibromes en général.

Le tissu fibreux, qui existe en si grande abondance dans l'organisme peut se constituer en tumeur dite fibrome et exclusivement composée de ses éléments. Il peut encore se développer dans la trame de divers organes et constituer des tumeurs dont il est l'élément fondamental qui étouffe plus ou moins leur tissu, abolit leurs fonctions ou supprime leurs propriétés. Dans cet ordre de faits, nous trouvons les névromes du système lymphatique et du système cérébro-spinal, les tumeurs fibreuses des muscles, de l'ovaire, les tumeurs fibreuses du vagin, déjà signalées par Morgagni et décrites plus tard par Puchelt, celles de la cloison recto-vaginale dont nous devons connaisance à M. le professeur Depaul. Ce sont les plus rares. C'est le système osseux, ou pour mieux dire, le périoste qui nous en fournit le plus grand nombre. Il n'est pour ainsi dire pas de région de ce tissu où on ne les ait observées. Par ordre de fréquence, le périoste des cornets du nez et du vomer, les plans fibreux de la partie antérieure et supérieure du pharynx, la base du crâne, le périoste interne des sinus maxillaires, le maxillaire inférieur, le calcanéum, le fémur, l'omoplate, les vertèbres cervicales en ont présenté des exemples. Dans beaucoup de ces cas la production est accessible, parce qu'on agit, excepté pour les polypes fibreux de la base du crâne, pour ainsi dire à ciel ouvert. Mais l'hyperplasie n'épargne pas davantage les os qui font partie d'une cavité splanchnique, et alors toutes les difficultés peuvent se présenter. Déjà, en 1845, Virchow trouvait à l'autopsie d'une vieille femme morte de gangrène sénile, dans la cavité thoracique, sur les corps des 3e et 4e vertèbres dorsales, une tumeur fibreuse recouverte par le ligament long antérieur avec lequel elle se confondait, dure, arrondie et du volume d'un œuf de poule (1). Elle n'avait déterminé aucun symptôme pendant la vie.

Quelques années plus tard, Huguier trouvait aussi à l'autopsie d'une femme morte à Lourcine, une tumeur de la même nature et implantée sur les ligaments de l'articulation sacro-iliaque. Celles qui font l'objet de cette étude viennent du périoste de l'épine iliaque antérieure, de la fosse iliaque interne, de l'articulation sacro-iliaque et de la face antérieure du coccyx.

Le tissu fibreux que Kœlliker appelle tissu conjonctif compacte, n'est en effet que du tissu connectif condensé. Les organes qu'il constitue sont nombreux dans l'organisme : les tendons, les ligaments, les aponévroses, les capsules articulaires, le périoste, la dure-mère, la sclérotique, l'albuginée, les membranes propres du rein, de la rate, etc., en sont composés. Il diffère du tissu élastique qui constitue les ligaments jaunes et la tunique moyenne des artères, autant par ses caractères chimiques que par ses caractères physiques. En effet, tandis que celui-ci résiste à l'ébullition et à la coction dans la marmite de Papin où il est seulement transformé en une matière brunâtre ne rappelant la gélatine que par l'odeur, il suffit d'une bien plus faible température pour que les tissus fibreux et élastiques se transforment en gélatine, se prennent en gelée. Il va sans dire que les fibres de ce tissu affectent des dispositions variables suivant les fonctions auxquelles est destiné l'organe qu'elles constituent, et que, dans le tendon, cet agencement ne peut être le même que dans le périoste. Dans le premier cas, il y a dans la disposition des fibres une régularité remarquable que l'on retrouve à un degré moins avancé dans les aponévroses, mais qui disparaît dans les membranes, et notamment dans le

(1) Virchow, Pathologie des tumeurs, t. I, p. 349.

périoste. Mais, quel que soit le point de l'organisme où on l'étudie, on le trouve composé de ce même élément : la fibre, tantôt disposé en faisceaux rectilignes et parallèles, tantôt en faisceaux entrecroisés régulièrement sous des angles variables, tantôt distribué sans ordre apparent, que l'on puisse rapporter à un type déterminé. Longtemps on l'a considéré comme constitué par trois espèces d'éléments : 1° des cellules dites plasmatiques (Virchow); 2° des fibrilles du tissu conjonctif; 3° des fibres élastiques. La disposition et même l'existence des cellules plasmatiques, déjà contestées par Recklinkausen et Henle ont fait l'objet d'un travail récent de M. Ranvier. D'après l'éminent professeur du Collége de France, il n'existe pas de cellules plasmatiques ramifiées, pas plus dans le tissu conjonctif lâche que dans les tendons. Il n'y a que « des tubes formés par des cellules plates, rectangulaires, enroulées et placées bout à bout. Les deux bords d'une cellule enroulée qui se touchent sont soudés ; les deux autres bords sont soudés également ont les bords semblables des cellules placées en dehors et au-dessous. »

Ces cellules sont comprises dans des gaînes qu'il appelle tubes cellulaires cheminant entre les faisceaux du tissu conjonctif.

Les faisceaux de fibres sont composés des éléments du tissu conjonctif, mais ils affectent ici une disposition spéciale qui constitue le caractère distinctif des deux tubes. Tandis que dans celui-ci, elles sont réunies et agglutinées par une susbtance amorphe assez abondante dans le périoste, les tendons et les tumeurs, cette substance est réduite à son minimum, et les fibres se pressent les unes contre les autres de façon à leur donner une densité considérable, ce qui en rend la dissociation difficile. Mais en dernière analyse, ce sont des fibrilles tout à fait délicates ténues et indiquées, seulement par de simples lignes et réunies par une substance collogène jouant le rôle de substance intercellulaire.

En troisième lieu, on y rencontre des fibres élastiques plus abondantes dans les membranes fibreuses (périoste, etc.) que dans le tissu fibreux fasciculé ; des vaisseaux et des nerfs plus abondants, et des vaisseaux qui les traversent pour se rendre aux organes voisins, ceux-ci beaucoup plus nombreux. Quant aux lymphatiques, leur existence est plus que contestée. Dans le périoste, les fibres élastiques sont assez abondantes dans les couches profondes ; on en trouve beaucoup moins dans les couches superficielles.

Les fibromes constituent un groupe de tumeurs faciles à reconnaître, grâce à la netteté de leurs caractères physiques et à la constance de leur composition. Le type primitif est le tissu cicatriciel parfait, comme le néoplasme inflammatoire, le bourgeon charnu est le type des sarcomes globo-cellulaires ou fuso-cellulaires (fibro-plastiques de Lebert et de Robin). Au point de vue histologique, ils sont formés par des tubes cellulaires de Ranvier, des fibrilles, des fibres élastiques, et accessoirement des traînées de cellules fusiformes traversant la masse en diverses directions ; et quelquefois, d'après Rindfleisch, elles présentent des foyers arrondis de tissu embryonnaire enchâssés par ci par là, dans la continuité des faisceaux. Il est probable, dit cet auteur, que ces éléments sont ceux, qui, à un plus haut degré de développement, constituent l'élément principal, la fibre, comme la granulation est la forme primitive des éléments fibro-cellulaires du bourgeon charnu. C'est aussi l'opinion de Billroth ; cette opinion n'est pas acceptée de tous les histologistes.

Les tumeurs fibreuses sont des productions homœomorphes. Au point de vue histogénique elles sont nettement séparées des tumeurs fibro-plastiques. Celles-ci, en effet, sont formées d'éléments n'existant pas dans l'organisme adulte à l'état de tissu, existant seulement durant la période embryonnaire, et alors, dans plusieurs organes. Ce caractère est fondamental ; c'est le point de départ le plus certain d'une classification.

A ce point de vue, celles que nous étudions ne diffèrent en rien du type classique des fibromes et des fibro-myxomes. Elles ont quelques caractères spéciaux, et à ce titre méritent de tout point le nom de fibrophytes, vieille expression imagée qu'avait employée Cruveilhier, en 1840, inusitée aujourd'hui, mais qui peint bien un de leurs caractères physiques. Le tissu de ces productions a la blancheur, la résistance et l'inextensibilité du tissu normal, mais les fibres ont une couleur blanc mat, avec disposition linéaire moins tranchée ; de plus, la disposition enroulée, pelotonnée, prédomine sur les formes membraneuses et fasciculées. M. Broca ne trouva que du tissu fibreux dans une des pièces dont il eut à faire l'examen. Dans une autre, MM. Gosselin et Gubler y trouvèrent en outre des éléments fibro-plastiques. Elles ont une forme ovoïde assez régulière, prennent dans leur développement une direction indiquée par la moindre résistance qui leur est offerte par les tissus,et se moulent assez bien sur les cavités qu'elles occupent. Celles qui partent de l'épine iliaque se dirigent vers l'ombilic ; celle qui fut opérée par M. Tillaux avait un prolongement sous-péritonéal et un autre sous-cutané. Du reste, ce phénomème est un caractère commun à toutes les tumeurs fibreuses, et signalé depuis plus de quarante ans par Dubreuil. Il est porté à son maximum dans les tumeurs fibreuses de l'orbite où l'on voit des prolongements se diriger vers la fente sphénoïdale et pénétrer ainsi dans le crâne (1). La surface en est généralement lisse, mais il n'est pas rare d'y rencontrer des bosselures tou-

(1) Demarquay. Tumeurs de l'orbite.

jours arrondies, jamais saillantes et anguleuses. Leur consistance est toujours très-dure, mais on peut y trouver des îlots que l'on dirait ramollis si on ne savait qu'ils correspondent à de la substance myxomateuse. Elles crient sous le scalpel, et immédiatement après la division on voit la surface de section bomber par le fait de la rétraction des fibres excentriques. Cette coupe est d'un blanc grisâtre, opalin, et par le grattage on en fait sourdre quelquefois une substance demi-liquide, filante, jaunâtre, que Cruveilhier comparait à la synovie, contenant quelques noyaux et quelques cellules mis en liberté par le ramollissement des fibres. Ce liquide peut se collecter en loges, en vacuoles, mais il n'est jamais bien abondant. D'autres fois cette coupe est rose ; ce phénomène est dû à une plus grande vascularisation de la tumeur, mais tout se borne là : on n'y a jamais observé de traces de foyers sanguins, qui ont été signalés dans d'autres fibromes. En général, ce sont des productions peu vasculaires. Leur volume peut atteindre de grandes dimensions. La malade de M. Broca en porte une qui est plus grosse qu'une tête d'adulte et rien ne prouve qu'elle doive s'arrêter là. Ne sait-on pas que les fibromes atteignent quelquefois des proportions véritablement fantatisques ? Pour ne citer qu'un exemple bien connu, M. Richet fit à l'hôpital St-Louis la désarticulation de l'épaule pour une tumeur fibreuse de l'humérus qui avait 106 centimètres de circonférence. On en a cité qui pesaient 40 et 50 livres. Sans parler de ces cas, la vie serait-elle compatible avec la présence dans le ventre d'un corps étranger deux fois plus gros que celui qu'elle a en ce moment ? Il est difficile de le comprendre et de l'admettre.

Quant à leurs rapports avec les tissus qui les entourent, malheureusement il arrive souvent que l'autopsie seule peut les déceler d'une manière précise. On sait aujourd'hui qu'elles progressent dans le tissu cellulaire sous-péritonéal. Elles sont donc situées au-dessous des muscles de la partie abdominale et distincte de celle-ci. Le fascia iliaca s'épaissit par suite de l'irritation lente mais continue, qu'exerce le néoplasme. Tantôt elles ont contracté des adhérences avec le péritoine, tantôt elles font corps avec la séreuse, tantôt enfin elles n'ont avec elles que de simples rapports de contiguité. Notons enfin la prédominance du côté gauche du bassin. Vouloir rattacher ce fait, comme M. le Dr Bodin y semble disposé, à une cause anatomique que l'on invoque et assimiler cette fréquence à la fréquence du varicocèle du même côté, « qui résulte chez l'homme d'une disposition particulière de la veine spermatique à son embouchure dans la veine rénale », nous paraît être une interprétation très-hasardée que nous repoussons, tout en déclarant que nous n'en avons pas de meilleure à donner.

En disant que ces tumeurs progressent dans le tissu cellulaire sous-péritonéal, nous avons garde de faire entendre que c'est dans le fascia iliaca qu'elles se développent primitivement. Et sur ce point, nous sommes en contradiction avec le Dr Bodin qui plaçait là leur siége d'origine et les faisait développer aux dépens des fibres de l'aponévrose d'enveloppe. Un autre point capital dans l'histoire de ces tumeurs a trait au pédicule. Or, la manière dont M. Bodin explique sa formation ne nous paraît guère plus admissible. En effet, lorsqu'on a pu assister au développement lent et progressif de la tumeur, on a constaté (et il fallait que le phénomène fût bien net pour être perçu des malades eux-mêmes), on a constaté, disons-nous, que le pédicule existait d'emblée, et que l'accroissement se faisait dans le sens opposé à celui qu'il indique. Il se fait de l'os vers l'intérieur du bassin. La tumeur grandit en s'éloignant de son point d'origine. Sans doute M. Bodin a confondu ces tumeurs avec

(1) Bodin, Thèse de Paris, 1861.

celles que Lebert a décrites sous le nom de productions enkystées cellulaires, et que l'on trouve au voisinage des grandes séreuses et près des parties glandulaires (glandes mammaires, corps thyroïde, rein, etc.). Dans les parois de ces tumeurs, qui ne sont que du tissu cellulaire condensé, il peut se produire un tel degré de condensation de tissu, qu'elles ressemblent tout à fait à du tissu fibreux accidentel, blanc, lactescent et très-dur.

Il existe dans le péritoine et la tunique vaginale, chez l'homme, des tumeurs fibreuses particulières : on en a vu, à l'autopsie, du volume d'une bille de billard, mais jamais on n'en a signalé dans le tissu cellulaire sous-péritonéal. Nous sommes heureux de pouvoir apporter à l'appui de notre thèse les opinions de MM. les professeurs Richet, Gosselin et Broca et de M. Tillaux.

Ces quatre chirurgiens ont été unanimes à confirmer notre manière de voir. Suivant M. Després, la constance du pédicule est telle, que les tumeurs indépendantes sont des tumeurs primitivement pédiculées devenues libres.

Le pédicule est plus ou moins gros, suivant l'âge de la tumeur; tantôt on le voit, pour des tumeurs même volumineuses, avoir la grosseur du doigt, et alors il a une certaine longueur (3 et 4 cent.); tantôt, comme dans l'observation de la malade du service de M. Broca, il est difficile de le délimiter exactement. Mais son existence n'est pas douteuse. On sent que la tumeur est fixée à l'os iliaque et qu'elle décrit ses mouvements autour de ce point comme centre. Il ne doit cependant pas être très-long, car elle remplit toute la moitié droite du bassin, et les mouvements qu'on lui imprime se passent tous dans sa partie supérieure. Impossible de refouler en arrière et en haut la partie inférieure. Tantôt court, il ne laisse à la tumeur qu'il supporte qu'une faible liberté; d'autres fois, il est encore plus lâche, au point de justifier la comparaison qu'en a faite M. Tillaux dans sa communication à la Société de chirurgie en le comparant à un cordon ombilical. Ce pédicule est composé d'éléments fibreux entièrement analogues à ceux du périoste dont il provient, et à ceux de la tumeur qui n'est que son épanouissement. Mais, à cause de ses rapports d'origine, on y rencontre quelquefois des éléments secondaires de nature osseuse. Dans l'observation de M. Chairou, il y avait deux pédicules qui fixaient la tumeur dans l'intervalle de l'épine du pubis et de l'épine iliaque entre le fascia iliaca et le péritoine auquel, du reste, elle n'adhérait pas. C'étaient, sans doute, deux tumeurs du même âge, ayant pris une direction opposée, l'une en dedans, l'autre en dehors, à la rencontre l'une de l'autre, et ayant fini par constituer une tumeur unique.

Cette multiplicité n'est pas inadmissible : la malade de M. Richet portait dans la fosse iliaque droite une tumeur de même nature et encore très-petite. C'est par ce pédicule que se fait la nutrition de la tumeur; il sert de support aux artères et aux veines qui viennent du périoste.

Les fibres périphériques de sa base vont en s'épanouissant dans le périoste de la région où il est implanté. Celles de son sommet se comportent de même vis-à-vis de la tumeur qu'ils supportent.

RÉFLEXIONS SUR LA MARCHE ET LA DURÉE

C'est un principe accepté de tout le monde que la lenteur du développement indique la bénignité d'un produit néoplasique; tandis qu'une tumeur qui évolue rapidement est réputée maligne. Les tumeurs fibreuses péripelviennes ne font pas exception à cette règle; par leur nature même, elles sont le type des affections de bonne nature, des tumeurs à évolution lente. Cette proposition ne renferme pas toute la vérité. S'il est vrai, en effet, que les unes (et c'est la majorité) mettent plusieurs années à acquérir un grand volume, il n'est pas rare d'en voir qui, dans quelques mois, acquièrent de telles proportions, que l'héstation est légitime.

Prenons l'exemple de la malade du service de M. Broca. Incontestablement, si cette femme avait été soumise à notre observation il y a quinze mois, en présence des caractères si tranchés qu'elle présentait à ce moment-là, nous n'aurions pas hésité un instant et eussions dit : fibrome. Cette femme devient enceinte, et sa tumeur, alors du volume d'une pomme, est à la fin de la grossesse, plus volumineuse qu'une tête d'adulte. A proprement parler, ce n'est pas là une production bénigne. Est-ce une tumeur cancéreuse? Est-ce une tumeur fibreuse dégénérée ayant subi la transformation cancéreuse? Ce sont là des questions qu'il est logique de se poser en présence de tumeurs dont la marche semble en contradiction avec la marche indiquée par la nature de leurs éléments.

Nous allons donc étudier avec quelques détails la question de la dégénérescence des tumeurs fibreuses, en prenant pour guides, dans cette étude, les anatomo-pathologistes les plus autorisés : Cruveilhier, Lebert, Broca.

Lorsque parut le grand ouvrage de Lebert, elle était à peine résolue. Nous n'ignorons pas que Cruveilhier s'était élevé l'un des premiers contre cette confusion si regrettable au point de vue du pronostic et du traitement; qu'il avait même écrit que la plupart des cas de cette transformation du fibrome en cancer étaient probablement des erreurs de diagnostic; on discutait encore; et de temps en temps, les sociétés savantes recevaient communication d'un fait de ce genre. Bref, l'opinion des médecins n'était pas entièrement fixée. Lebert eut le grand mérite de séparer complètement le cancer du fibrome modifié par les phases de son développement, et traça le tableau de son évolution complète. Mais il apportait en même temps des cas de généralisation de fibromes et ajoutait ainsi une nouvelle cause d'incertitude.

Enfin, grâce aux travaux de M. le professeur Broca, nous pouvons aujourd'hui lui donner de ces faits divers une explication rationnelle.

Et d'abord, que faut-il entendre par ce mot : dégénérescence? Nous ne voulons pas parler de cette infiltration granulo-graisseuse donnant naissance à une production d'apparence tuberculeuse, mode de régression de tout tissu morbide; ni de cette infiltration calcaire dont les tumeurs fibreuses péripelviennes n'ont pas encore présenté d'exemple, mais que l'on a souvent rencontrée dont les corps fibreux de l'utérus. Nous parlons de la transformation directe d'un élément anatomique en un autre, du passage par voie d'évolution d'une fibre cellulaire aux éléments globulaires du cancer. Eh bien ! la théorie de la dégénérescence causée par transformation de tissu est absolument fausse (1). Une analyse plus approfondie basée sur la conquête du microscope et l'observation clinique donne raison de faits en apparence contradictoires, et nous estimons que leur véritable appréciation se trouve exposée dans les considérations suivantes empruntées au savant ouvrage de M. le professeur Broca :

« Le blastème exhalé par les vaisseaux s'épanche dans les interstices du tissu préexistant et s'organise en éléments nouveaux qui, d'abord, se mêlent aux éléments primitifs de la tumeur, et qui, plus tard, peuvent les détruire en prenant leur

(1) Broca. Traité des tumeurs.

place. C'est un travail de substitution tout à fait semblable à celui qui fait développer une production accidentelle au sein d'un tissu naturel; et, par exemple, il ne pourrait y avoir aucune différence histogénique entre un cancer qui naîtrait dans la trame d'un lipome et celui qui débute dans le tissu adipeux normal (1). »

Pourquoi s'étonner?

Il n'y a pas de raison pour qu'un tissu accidentel, pourvu de vaisseaux et participant à la vie commune soit exempt de maladies qui peuvent, comme le cancer, affecter tous les tissus vasculaires. Non-seulement on conçoit qu'une tumeur homæomorphe puisse devenir cancéreuse, mais il paraît probable que cela doit arriver quelquefois. Un individu atteint de lipome n'est pas à l'abri de la diathèse cancéreuse; et si celle-ci vient à se manifester chez lui, on ne voit pas pourquoi le tissu du lipome échapperait seul aux chances qui menacent tous les autres tissus.

Il en est de même pour le fibrome, pour les cicatrices qui sont le siége de kéloïdes et de tumeurs verruqueuses; de même aussi pour l'adénome.

Le professeur Roux opéra, en 1850, une tumeur ganglionnaire de la parotide qui était restée 29 ans stationnaire au volume d'une petite noix, et qui en un an avait pris celui du poing. L'examen histologique fait par Lebert et Broca démontra la présence des éléments spécifiques du cancer. Or, il est de toute évidence qu'une tumeur primitivement cancéreuse ne serait pas restée 29 ans au même point. Il est probable que la plupart des prétendus cas de dégénérescence étaient des erreurs de diagnostic justifiées par les difficultés, quelquefois très-grandes, que présentent certaines observations. Quoi qu'il en

(1) Broca. Loc. cit.

soit, il reste établi que tout tissu, accidentel ou normal peut devenir cancéreux, que cependant les tissus de nouvelle formation y sont moins sujets (Broca, Paget) (1); enfin que les tumeurs graisseuses sont celles qui y sont le moins exposées. Il en existe cependant des observations (Bernutz, Verneuil, Broca).

Les tumeurs fibreuses, dont l'aspect extérieur, simule si nettement le tissu fibreux normal que tout le monde peut le constater, sont des tumeurs homologues et bénignes. Moins bénins sont les fibromes hétérologues dont les fibres, moins serrées que dans le tissu fibreux, sont disposées sans aucun ordre, infiltrées d'un suc séreux ou gélatineux, constituent un tissu tel que sa nature fibreuse ne peut être reconnue qu'au microscope. Le degré plus ou moins grand de vascularisation ne devra pas être considéré comme un signe de fâcheux pronostic. Dans l'observation de M. Chairou, cette vascularisation avait inspiré à M. Luys des craintes que, fort heureusement, l'avenir n'a pas justifiées; huit ans après, la malade se portait très-bien et n'avait pas présenté de récidive locale ou générale.

Les éléments fibreux peuvent se développer sans que l'équilibre général de la nutrition soit changé, puisque les blastèmes au sein desquels ils prennent naissance sont doués de propriétés plus ou moins semblables à celles des blastèmes de la nutrition régulière.

Les éléments fibro-plastiques, au contraire, ne peuvent impunément se développer après la naissance. Ils peuvent même être, dans les autres tumeurs, à l'état de tissu accidentel, et alors il n'y a pas de gravité; mais s'ils sont à l'état d'éléments autogènes, ils constituent les tumeurs les plus redoutables. « Inoffensifs quand ils ne sont qu'adventices, ils indiquent

(1) Paget. Lectures on tumours.

alors qu'une partie de leur blastème pathologique a été détournée de sa destination spéciale par une cause locale quelconque, et s'est dirigée vers l'organisation fibreuse, dont l'état fibro-plastique est le premier degré. Les éléments fibro-plastiques, au contraire, sont l'indice d'une maladie spéciale, que les auteurs ont désignée sous le nom de fibroplastie.

On peut voir, dans les tumeurs de mauvaise nature, la même intervention des éléments fibreux que celle que nous venons de voir pour les éléments fibro-plastiques. Certains squirrhes ont un stroma fibreux tellement prononcé, que leur aspect physique pourrait, au premier abord, faire douter de leur véritable nature. Ce ne sont pas moins des cancers, bien que leur marche soit moins rapide. Mais dans une tumeur où plusieurs éléments sont mélangés, la prépondérance n'appartient pas toujours à l'élément le plus abondant : il appartient à l'élément le plus hétérologue.

Les observations de tumeurs fibreuses péripelviennes, connues jusqu'ici, ne présentent pas d'exemple de cette invasion de leur masse par le tissu cancéreux; mais on y a vu des myxomes (obs. II). Il n'était peut-être pas inutile de parler de cette prétendue dégénérescence, pour mettre le clinicien sur ses gardes en présence d'une marche anormale et de complications ou terminaisons imprévues.

Malgré ces faits, on peut poser en thèse générale que les tumeurs fibreuses péripelviennes n'altèrent pas la santé générale, qu'elles ont une marche très-lente durant plusieurs années en dehors de la grossesse, mais peuvent, chez la femme, prendre à cette période, et chez l'homme pour des raisons absolument inconnues, une marche rapide et alarmante. Dans ces cas exceptionnels, on considérera la lenteur de la première période de l'évolution; mais on réservera par prudence le diagnostic définitif, imitant en cela la sage conduite de M. Broca à l'occasion du malade de Roux.

DIAGNOSTIC. — ETIOLOGIE.

Ainsi que nous l'avons vu, Nélaton assigne aux fibromes péripelviens un point d'implantation qui nous semble bien restreint : la fosse iliaque, la crête iliaque, et particulièrement l'épine iliaque antérieure et supérieure. En un mot, suivant lui, on pourrait les désigner sous le nom de tumeurs fibreuses de l'épine.

La localisation si précise du point d'implantation du pédicule devait amener des considérations sur l'étiologie de ces tumeurs et les rapports qu'elles affectent avec les organes de la région, en particulier avec le péritoine. C'est en effet ce rapport avec la grande séreuse qu'il conviendrait de connaître au juste, afin de juger de l'opportunité de l'intervention chirurgicale. Cela est vrai pour toutes les tumeurs abdominales.

Malheureusement le pédicule ne peut nous donner sur ce point que des notions bien incertaines, et l'analyse des observations ne nous permet pas d'accepter sans réserve les conclusions de l'illustre professeur. Sans réserve..... et en effet, qu'importe que le pédicule s'insère sur un point quelconque du bassin ? L'essentiel serait de savoir si la tumeur est adhérente au péritoine ou si elle lui est simplement accolée, si le pédicule est bien inséré sur le périoste du bassin, et s'il est implanté sur un point accessible au chirurgien. Mais, d'un autre côté, nous pouvons facilement, sans trop nous engager dans le champ des hypothèses, concevoir un fibrome inséré sur le pubis, par exemple, et qui, au lieu d'aller se loger dans l'excavation, irait vers les parties les plus superficielles.

Dans ce cas, la difficulté se trouve singulièrement réduite : ce n'est plus qu'une énucléation qui pourra présenter des difficultés opératoires, mais qui ne sera plus cette opération si redoutée : le décollement du péritoine. Donc à ce point de vue, nous dirons que les fibromes peuvent prendre leur point d'attache partout, et que leur pronostic dépend de ce point d'attache.

Les tumeurs fibreuses péri-pelviennes se développent de préférence chez la femme; mais après le cas que nous rapportons, on ne peut conclure qu'elles lui sont exclusivement propres. Certes, au point de vue de l'étiologie, il serait intéressant de signaler cette coïncidence de néoplasmes se développant dans une zone de l'organisme plus particulièrement soumise à une activité circulatoire continuelle. La menstruation, la grossesse, voilà deux conditions qui largement interprétées peuvent rendre compte de bien des phénomènes; et Nélaton lui-même n'avait pas échappé à ce courant qui pousse à généraliser et à attribuer pour cause aux phénomènes, ce qui n'est qu'une simple coïncidence. Il est juste de dire qu'il ne posait pas le fait en doctrine, et qu'après avoir dit : « on pourrait jusqu'à un certain point peut-être rapporter leur développement à l'état congestif de ces régions, » il ajoute quelques lignes plus bas : « ne voyons-nous pas chez l'homme, et chez l'homme jeune, une maladie particulière à ce sexe et à cet âge : les tumeurs fibreuses de la base du crâne, et dont l'origine nous échappe également? » Eh bien ! le fait dont Nélaton entrevoyait la possibilité, nous en rapportons l'observation ; et, grâce à lui, on peut compléter sa pensée et pousser plus loin l'analogie : le fibrome se développe chez l'homme non-seulement sur la base du crâne, sur les vertèbres, sur l'omoplate, le fémur, mais dans le bassin. Il est certain que l'on ne peut négliger ce côté de la question et il devient alors intéressant d'étudier le développement. Or la marche a toujours été beaucoup plus rapide (5, 8, 10 ans) chez les femmes que chez l'homme (20 ans).

Nous ne serions pas éloigné de croire que la cause de cette rapidité relative est l'état congestif des organes génitaux de la femme. Il serait intéressant de savoir ce qu'elles deviennent à l'époque de la ménopause, en supposant qu'elles n'aient pas encore acquis, à ce moment, un volume qui ait nécessité leur extirpation, ou amené la mort par suite de troubles graves apportés aux fonctions, au cas où elles siégeraient profondément dans le bassin. Peut-être resteraient-elles stationnaires comme les fibromes utérins. Il est au moins rationnel de le penser ou de supposer qu'elles se développeraient très-lentement, qu'elles se trouveraient placées dans le cas de fibrome chez l'homme. Mais on ne peut s'aventurer dans cette voie, les observations manquent.

Il reste acquis : 1° que les fibromes péripelviens s'observent dans les deux sexes, mais avec infiniment plus de fréquence chez la femme que chez l'homme; 2° qu'ils sont supportés par un pédicule plus ou moins long, plus ou moins gros, mais constant; 3° que ce pédicule peut s'implanter sur tous les points du périoste de la cavité du bassin, mais que son siége de prédilection est l'épine iliaque antérieure et supérieure gauche; 4° que ces fibromes peuvent adhérer au péritoine ou être avec lui seulement en rapport de contiguité.

C'est une maladie de l'âge adulte; et, si le malade qui fait le sujet de l'observation 3 avait 47 ans, il ne faut pas oublier qu'il avait sa tumeur depuis l'âge de 26 ou 27 ans. Les tumeurs fibreuses, en effet, sont l'apanage de l'âge compris entre 17 et 35, comme le carcinome est la maladie de l'âge avancé. Tout le monde sait quelle importance l'on attache à l'âge des malades atteints de tumeurs. Bien souvent, en effet, un certain nombre de caractères communs à des productions de nature bien différente, pourraient amener une confusion regrettable. La seule considération de l'âge tranchera la question. C'est l'enseignement clinique quotidien de tous les maîtres de l'école actuelle-Un autre point, capital aussi au point de vue clinique, et sur lequel nous avons souvent entendu insister M. le professeur Gosselin, c'est l'étude du développement et de la marche des tumeurs. Le doute est-il permis quand on est en présence d'une affection qui a mis 10, 15 et 20 ans à se développer sans déterminer aucun trouble de la santé générale? Peut-on hésiter un moment sur sa nature? Peut-on craindre sa malignité? Car enfin c'est là qu'on en vient toujours en clinique, malgré la précaution que prennent avec raison les auteurs d'écrire ce mot le plus rarement possible. Eh bien! par le seul fait que la tumeur sera restée stationnaire un certain nombre d'années sans amener de troubles généraux, mais seulement de la gêne fonctionnelle tenant à ses rapports avec les divers organes, on peut affirmer qu'elle est de bonne nature: on sera dans le vrai neuf fois sur dix.

La réciproque n'est pas toujours vraie sur la question qui nous occupe; ainsi certaines tumeurs fibreuses péripelviennes ont eu un développement relativement rapide; un, deux ou trois ans seulement se sont écoulés quelquefois, depuis leur apparition jusqu'à la période où le chirurgien est consulté, et c'est presque toujours *in extremis* quand elles ont un volume inquiétant. Mais dans ces cas on trouve une circonstance étiologique à laquelle il est rationnel d'attribuer cette activité pathologique. Pour notre malade (obs. n° 1), il est bien difficile de ne pas rattacher l'accroissement subit, si considérable de la tumeur, à l'activité circulatoire déterminée par la grossesse. Voilà en effet, une femme qui a un fibrome gros comme une pomme: elle devient enceinte, et au bout du neuvième mois il est plus gros qu'une tête d'adulte, quatre mois se passent, et il reste stationnaire. Ce rapprochement nous paraît absolument obligé. Et qu'on ne voie pas là une contradiction avec ce que nous avons dit plus haut en rapportant l'opinion de Nélaton. C'est bien différent. Assurément la grossesse donne un coup de fouet à ces productions, au processus une force nouvelle; mais peut-être faut-il chercher ailleurs que dans cet état la cause de leur apparition première. Nous avouons d'ailleurs notre impuissance à résoudre cette question de la cause première, tenant à rester le plus possible dans le cadre de nos observations. Cette cause doit tenir à plusieurs circonstances parmi lesquelles la prédisposition n'est certainement pas la moins importante. Le traumatisme peut-il être une de ces causes? Nous ne le croyons pas: d'abord parce que dans aucune de nos observations on n'en trouve de preuve certaine dans les antécédents; ensuite, parce qu'on ne saurait trop se tenir en garde contre cette tendance assez naturelle et assez répandue de voir une relation de cause à effet entre un traumatisme et un néoplasme. S'il est une question où cette tendance soit bien nettement établie, c'est celle du cancer du sein. Quel est le chirurgien qui n'a pas vu venir à lui une femme atteinte de cette affection éminemment diathésique, et rapportant avec complaisance que dans telle circonstance elle a reçu un coup, qu'elle a fait une chute, et que depuis ce moment le sein a gonflé? On sait à quoi s'en tenir sur ces croyances populaires. Or pour les fibromes péripelviens, le traumatisme peut être moins invoqué que pour toute autre tumeur. Nous n'ajoutons aucune importance au récit de la femme qui fait le sujet de l'observation IX. On le voit amener une périostite, une ostéite qui se terminent par une hyperostose plus ou moins diffuse; mais un pseudoplasme produit par l'hypergénèse du tissu propre du périoste, jamais. D'ailleurs le processus inflammatoire est bien différent du processus néoplasique; c'est en somme au premier qu'aboutit toujours le traumatisme. Nous ne parlons pas, bien entendu, des formes aiguës de l'inflammation, car l'erreur serait grossière ; mais, même pour les formes lentes et chroniques, la confusion n'est pas permise. La périostite chronique amènera une tuméfaction toujours un peu diffuse; mais jamais elle ne donnera naissance à une tumeur ayant le caractère de celles que nous étudions. On se demande d'ailleurs comment pourrait être produit un traumatisme exerçant son action sur un point si limité que la surface d'implantation du pédicule. Et puis on avouera que c'est une coïncidence, au moins bizarre, et que nous déclarons inadmissible de le voir s'exercer sur des points si fréquemment les mêmes, qu'on avait fait (à tort, cependant, selon nous), de cette localisation un signe caractéristique de ces tumeurs. Au lieu du gonflement d'une certaine étendue de la surface de l'os ou même d'uue tumeur bien caractérisée, mais s'appuyant sur une large base, on voit ici une tumeur presque indépendante du périoste qui lui a donné naissance, flottante et comme suspendue à un appendice d'une longueur variable, mais constante. Pour toutes ces raisons, nous rejetons le traumatisme comme circonstance étiologique. Nous noterons sans en tirer aucune conclusion théorique que toutes les femmes qui portaient ces tumeurs avaient eu un ou plusieurs enfants quand elles se sont aperçues de leur présence. Mais rien ne prouve qu'elles n'existaient pas avant la première grossesse; elles n'étaient pas encore assez développées pour être senties par la palpation : elles n'avaient encore déterminé aucun trouble, n'avaient été le siége d'aucune douleur, d'aucun picotement; mais rien ne combat l'hypothèse de leur existence antérieure. La nutrition de ces tumeurs se fait par le pédicule et nous sommes surpris que le docteur Bodin en ait fait un phénomène d'absorption périphérique. S'il en était ainsi, on ne comprendrait pas du tout la pratique des premiers chirurgiens qui opérèrent la section sous-cutanée du pédicule ; à quoi bon le couper, puisque le pseudoplasme trouvera encore dans le tissu cellulaire sous-péritonéal des éléments d'imbibition? Nous ne nous arrêtons pas davantage à l'hypothèse qu'il se pose, sans y répondre d'ailleurs : sont-elles le produit d'une hypertrophie du tissu musculaire ? un épanchement survenu consécutivement à uue contusion ?

Enfin, par analogie, voit-on l'enchondrome succéder au traumatisme ? On le voit prendre une activité nouvelle, mais non apparaître *ipso facto*.

Toutes ces raisons n'ont aucune valeur.

Le fibrome du bassin se développe en dehors de tout traumatisme, et en dehors de l'activité spéciale de la menstruation et de la grossesse, puisqu'on le voit chez l'homme. Il n'y a de raison à son existence qu'une prédisposition de l'organisme. On peut dire de lui ce que Lebert disait du cancer, ce que l'on peut dire de toutes les tumeurs :

« Bien que la cause nous soit parfaitement inconnue, il est pourtant probable qu'il se développe en vertu d'une prédisposition générale ; et que, par conséquent, le sang en est pour ainsi dire le véhicule. Mais il est impossible d'émettre seulement une hypothèse rationnelle sur le mode de cette altération primitive du sang, qu'il est cependant logique d'admettre. Aussi, ne peut-on étudier son développement que du moment où, de prédisposition vague, il est devenu fait matériel (1). »

Les difficultés du diagnostic des tumeurs fibreuses péripelviennes portent sur le siége qu'elles occupent et sur la nature de leurs éléments constitutifs.

Siége. — Sont-elles dans la paroi ou dans le péritoine ? Ont-elles des adhérences avec la séreuse ? Nous avons vu qu'il est à peu près impossible de répondre catégoriquement à cette der-

(1) Lebert. Anatomie pathologique.

nière question. On peut avoir des doutes plus ou moins justifiés, mais il n'est pas de chirurgien qui puisse avant l'opération affirmer que la tumeur n'a pas de rapports de continuité.

Tout au plus si, d'après le degré de mobilité, l'absence de douleurs pouvant se rattacher à une péritonite localisée, et la facilité de l'énucléation préalable par la palpation, on peut présumer cette absence d'adhérence. Le siége intra ou extra-péritonéal est au contraire facile à spécifier. D'abord, il est très-rare qu'une tumeur ayant un certain volume et développée dans le péritoine où elle a séjourné plusieurs mois et plusieurs années, n'ait déterminé aucun accident de nature inflammatoire. Ces productions intra-séreuses sont, du reste, excessivement rares.

Elles sont situées profondément dans le ventre, et la main ne peut les délimiter exactement. Les fibromes péripelviens, au contraire, sont situés directement sous la paroi abdominale qu'ils soulèvent, c'est-à-dire superficiellement. Le signe vraiment caractéristique de leur siége dans le tissu sous-péritonéal consiste dans le fait de la solidarité qui les unit à cette paroi. En effet, dans les mouvements de la paroi abdominale, provoqués par les efforts et la toux, la tumeur est soulevée avec elle ; elle est refoulée dans la profondeur de la cavité par la contraction des muscles de l'abdomen. Enfin, on les énuclée facilement avec la main et on sent toujours le pédicule. Si la tumeur prenait son point d'attache sur des points du bassin difficilement accessibles, le pédicule ne serait peut-être pas perçu, mais la mobilité relative de la tumeur permettrait alors de conclure à sa présence.

Le diagnostic de la nature de ces sortes de tumeurs est du plus haut intérêt, puisque c'est de cette notion que s'inspirera le chirurgien pour intervenir.

Il est évident que, même pour une tumeur de volume

peu considérable, s'il est reconnu que c'est un cancer, on s'abstiendra.

Au contraire, si de l'étude des caractères qu'elle présente, on arrive à conclure qu'elle est de nature fibreuse, on n'hésitera pas à opérer, surtout si l'accroissement fait des progrès et si l'on peut s'assurer de leur indépendance vis-à-vis du péritoine. Même dans le cas où on aurait des doutes sur cette indépendance, on n'en opérerait pas moins, et pour ne pas ouvrir la séreuse, on imiterait la sage conduite de M. le professeur Gosselin qui fut obligé d'enlever les portions profondes tranche par tranche.— C'est pour vider cette question que nous allons esquisser le diagnostic différentiel.

L'ostéosarcome du bassin présente, avec le fibrome péripelvien, plus d'un point commun : nous prendrons pour type de ces tumeurs un cas célèbre rapporté par Stoltz. En 1844, Stoltz observa une tumeur développée sur la partie coccygienne du sacrum, ayant eu un développement rapide, et fluctuante au centre. La femme eut un premier accouchement qui fut long et pénible, mais on n'eut pas besoin d'intervenir par le forceps; cet accouchement fut suivi d'une période d'amélioration locale et générale qui dura deux ans. Au bout de ce temps, deuxième accouchement : mais Stoltz s'aperçut vite que non-seulement il ne se ferait pas par les seuls efforts de la nature, mais que le forceps serait aussi impuissant, l'espace manquant au détroit supérieur pour le passage d'une partie quelconque du fœtus, par suite du développement d'une tumeur molle, élastique, fluctuante et considérable.

Stoltz fit, après une ponction préalable pour s'assurer que la tumeur n'était pas réductible, l'opération césarienne qui fut favorable à la mère et à l'enfant jusqu'au vingt-neuvième jour. Mais, à ce moment, la tumeur prit un accroissement énorme; la peau se sphacéla dans la région qui la recouvrait. Un champignon volumineux, bourgeonnant, sortit par le vide fait à la peau et, au bout de six mois, la tumeur tomba en lambeaux. La femme mourut d'infection putride. A l'autopsie, on trouva une coque fibreuse remplie d'une sanie grisâtre répandant une odeur infecte. Les ganglions de la région étaient considérablement hypertrophiés.

Si de cet ostéosarcome nous rapprochons les tumeurs fibreuses péripelviennes, nous voyons se dégager quelques caractères d'une grande netteté : une bénignité temporaire, un accroissement rapide à un moment donné par le fait d'une irritation quelconque, l'hypertrophie ganglionnaire tardive, l'infection générale, la récidive à distance, qui est relativement rare, la récidive sur place qui est plus commune, l'absence de douleurs spontanées.

Les lipomes, les enchondromes, les exostoses et les fibromes, ne portent pas atteinte à la santé générale et constituent des maladies purement locales. Le cancer et l'ostéo-sarcome l'altèrent profondément et de bonne heure.

Ces deux affections ont pour caractère propre la tendance fatale à la généralisation et à la récidive, deux terminaisons tout à fait exceptionnelles dans le premier groupe de ces tumeurs. Cependant, qu'on ne s'y trompe pas! Cette expression : troubles locaux, n'exprime pas toute la vérité. En effet, outre que ces tumeurs peuvent être une cause d'avortement, ou de dystocie si la grossesse est venue à terme, elles finissent en fin de compte par délabrer la constitution. Les douleurs dont elles sont le siége peuvent acquérir une telle intensité qu'elles déterminent l'insomnie persistante : cette absence de repos ne tarde pas à provoquer la perte de l'appétit, un mouvement fébrile plus ou moins prononcé, de l'amaigrissement qui aboutissent à l'hecticité, si bien que la santé de l'individu finit par être très-gravement compromise

DIAGNOSTIC DIFFÉRENTIEL.

Eliminons d'abord un certain nombre d'affections de la région du bassin caractérisées par la production d'une tumeur : les hernies, les anévrysmes, les abcès par congestion, les phlegmons de la fosse iliaque et de la paroi abdominale. Pour dire toute la vérité sur ces derniers, signalons le cortége des symptômes généraux et locaux inflammatoires, la fluctuation, l'absence de duretés et d'inégalités à la surface.

L'hydropisie enkystée des parois abdominales est caractérisée par la fluctuation de la poche : une ponction exploratrice lèvera tous les doutes. Quant aux lipomes, ils siégent dans le tissu cellulaire sous-cutané. Le toucher vaginal éclairera facilement sur la question de savoir si c'est un corps fibreux de l'utérus.

Rappelons, en effet, que les mouvements communiqués à cet organe par le doigt, ne se transmettent pas aux tumeurs péripelviennes, puisqu'elles sont absolument indépendantes de lui. Toutefois, en raison de leur mobilité, on conçoit que ces mouvements puissent leur être transmis lorsque, par suite de leur développement, elles auraient acquis un certain volume qui les mettrait en rapport de contiguité avec lui. Rien de semblable n'a encore été observé : c'est une hypothèse parfaitement réalisable. Du reste, il ne saurait y avoir de doute qu'entre elles et les corps fibreux sous-péritonéaux de l'utérus, et ceux qui se développent dans son épaisseur même. On se rappellera alors que les premiers de ces corps sont situés sur le plan médian du bassin, dans l'hypogastre ; et que, quand ils sont dans l'une des fosses iliaques, il est facile de reconnaître qu'elles n'en partent pas, mais qu'elles se dirigent vers cette région. Quant à ceux qui sont nés dans la substance même de la matrice, les accidents qu'ils déterminent (dysménorrhée, irrégularité dans les menstrues, pertes sanguines dans leur intervalle, etc.,) sont dans l'espèce caractéristiques. Enfin, dans les deux cas, il y a absence d'un pédicule partant de la paroi osseuse.

Au premier abord, il peut paraître inutile d'établir un diagnostic différentiel entre les fibromes et les gommes syphilitiques. La marche bien connue, classique, de la vérole, la coïncidence de ces tumeurs avec d'autres accidents ou les traces d'accidents antérieurs, les commémoratifs permettent le plus souvent d'en reconnaître la véritable nature. Mais le médecin peut être tenu en échec par le dire du malade qui donne de faux renseignements de mauvaise foi ou par ignorance. La syphilis peut avoir évolué rapidement; et il n'est pas rare de voir des individus qui ont eu un chancre (lequel peut très-bien être passé inaperçu), une roséole secondaire qui, n'ayant gêné en rien les habitudes ni la santé générale du malade n'a pas été remarquée, des plaques muqueuses de la gorge ou de la bouche dont quelques personnes, peu soigneuses d'elles-mêmes, ne se sont pas occupées. Ces accidents disparaissent, la diathèse persiste et, au bout de quelques mois, de quelques années, il apparaît une gomme dans le tissu cellulaire sous-cutané, sur les surfaces des aponévroses d'enveloppe, ou dans l'épaisseur des muscles. C'est de ces dernières qu'il s'agit ici : ces tumeurs sont quelquefois très-volumineuses, dures, d'une consistance assez ferme pour donner l'idée d'une masse compacte, dure, « *presque cartilagineuse* » (1). Elles sont le siége d'élancements quelquefois si violents que Nélaton croyait devoir tenir en garde l'attention de ses élèves contre la confusion possible avec le cancer. Les gommes musculaires conservent pendant

(1) Nélaton, *Gaz. des hôp.*, mai 1861.

un temps assez long une consistance assez dure, plus considérable à leur centre qui est aussi plus saillant.

Les téguments prennent une teinte violacée et ne glissent pas parfaitement au-dessus d'elles, tout en conservant une certaine mobilité jusqu'à la période de ramollissement.

Il est difficile de déterminer leurs limites d'une manière exacte. Si l'on exerce une pression légère, mais soutenue, la surface se laisse un peu déprimer, et garde l'empreinte du doigt; mais ce signe, assez important pour les gommes des muscles superficiels, n'a plus de valeur quand il s'agit de muscles profonds; et, pour le cas particulier qui nous occupe, il serait sans valeur pour une gomme du muscle psoas ou iliaque. Il n'en est pas de même du signe suivant : Si l'on met les muscles dans le relâchement, on peut saisir la tumeur avec la main et la déplacer avec facilité, tandis que, si les muscles se contractent, elle devient fixe et immobile : on a alors la notion exacte du siége anatomique. Enfin (et ce caractère est le plus important), les gommes ont une évolution bien différente. Accidents tardifs d'une diathèse que l'on peut presque toujours reconnaître à d'autres signes, elles se développent rapidement; et, au bout de quelques semaines, de quelques mois au plus, elles ont atteint leur volume maximum, qu'elles peuvent garder quelque temps, mais il ne manque pas de survenir alors le phénomène qui fait disparaître tous les doutes : Le ramollissement du point le plus acuminé, l'amincissement de la peau, l'ouverture spontanée et l'issue de la matière puriforme. — Que si on soupçonne leur nature et qu'on intervienne avant la période de ramollissement, l'administration de l'iodure de potassium fera disparaître vite toute espèce de doute. Il est moins sûr que le traitement interne puisse arrêter le processus régressif de la gomme, quand le ramollissement sera avancé; mais, à cette période, il ne saurait y avoir d'hésitation, pas même entre cet accident et ces fibro-myxomes présentant, comme dans l'observation n° 1, des kystes et d'autres points plus mous que le reste de la masse.

Nous ne nous arrêterons pas à établir le diagnostic différentiel avec l'ossification du psoas dont M. Sée a rapporté un exemple. Cette ossification ne fut pas diagnostiquée : on s'en aperçut seulement à l'autopsie. Les muscles qui entouraient l'articulation coxo-fémorale avaient subi la même altération. — Nélaton ne croyait pas qu'on dût s'arrêter à différencier les tumeurs péripelviennes des tumeurs ganglionnaires. Nous le croyons aussi, mais pour d'autres raisons.

Suivant les auteurs, elles siégeraient au niveau du pli de l'aine et et n'atteindraient jamais un volume comparable à celui de nos fibromes.

Nous nous rappelons cependant avoir vu, dans le service de M. Broca, un homme atteint de leucocythose et d'eczéma rubrum très-intense.

Ce malade présentait dans les fosses iliaques trois ou quatre ganglions gros comme des pommes, indolores et mobiles dans tous les sens. Il était facile de sentir que ces tumeurs n'avaient aucun point d'attache sur le bassin. Du reste, son état spécial ne laissait pas de doute sur leur nature.

Dans la presque unanimité des cas, la distinction des ganglions et des tumeurs ganglionnaires est de la plus grande simplicité.

Toutefois, à leur début, celles-ci peuvent être prises pour une hypertrophie ganglionnaire. Cette confusion avait été faite chez la malade de l'observation I par le médecin qui lui donnait des soins avant son entrée à l'hôpital, et qui, guidé par cette opinion, lui faisait faire des frictions à la teinture d'iode. Nous n'hésitons pas à dire qu'un examen plus attentif eût révélé la véritable nature de cette petite production dont la malade elle-même avait constaté la mobilité et les rapports avec le bassin par l'intermédiaire du pédicule. — Le véritable intérêt du diagnostic différentiel se rattache à l'étude comparée de ces tumeurs et des enchondromes, des exostoses, cancers et ostéosarcomes du bassin.

La présence d'un pédicule n'est pas toujours un signe distinctif de l'enchondrome et de la tumeur fibreuse. Follin rapporte le cas d'une tumeur cartilagineuse, implantée sur le bord interne du tibia par un pédicule grêle et aplati.

Ce fait n'est pas le seul rapporté dans les auteurs, mais on comprend sans peine que la mobilité que l'on constate alors soit naturellement très-bornée, et la flexibilité du pédicule cartilagineux beaucoup moins prononcée que celle d'un tissu fibreux. Hâtons-nous de dire, toutefois, que cette disposition des enchondromes est exceptionnelle. Habituellement, ils constituent des tumeurs à large base, faisant corps avec les os. Malgré cela, la lenteur de la marche, l'absence de douleurs, la dureté, l'élasticité, la forme arrondie, l'âge des malades chez lesquels on les observe, peuvent induire le chirurgien en erreur : Ce sont, en effet, des caractères communs aux deux ordres de productions. C'est si vrai que, pour l'observation n° 3, la confusion avait été faite. Il ne faudrait pas s'imaginer, parce qu'une tumeur est cartilagineuse, qu'elle ait toujours cette consistance dont chacun se fait une idée assez exacte *a priori* par la notion qu'il a de celle du cartilage. Il semble que dire enchondrome, c'est parler d'une tumeur ayant cette dureté, cette élasticité plus difficiles à décrire qu'à prévoir. Quand on a appliqué une fois son doigt en pressant sur une surface articulaire bien encroûtée de cartilage on a eu une sensation *sui generis*, qu'on n'oublie pas. Mais, qu'on se garde bien de vouloir retrouver cette consistance spécifique dans tous les enchondromes ! Combien en voit-on qui s'ossifient ! Combien présentent une mollesse telle qu'ils sont fluctuants, alors même qu'il n'y a pas de cavité kystique dans leur masse! Et combien présentent ces cavités kystiques! Donc, la consistance n'est pas un caractère pathognomonique. Mais la question ne doit pas être envisagée de cette façon : de ce que la consistance en est variable, il ne s'ensuit pas qu'elle ne doive entrer en ligne de compte dans le diagnostic. La vérité sur ce point serait plutôt contenue dans cette proposition posée par M. Heurtaux dans le *Dictionnaire de Jaccoud* (1) :

« Très-importante quand elle se rapproche de celle du cartilage normal, car elle met alors directement sur la voie du diagnostic, il faut s'en défier quand elle s'en éloigne, parce qu'elle peut égarer le praticien en lui faisant rejeter *a priori* l'idée d'une production cartilagineuse. »

Le développement de veines superficielles appartient au fibrome aussi bien qu'à l'enchondrome. Du reste, ce signe n'a rien de spécial : c'est un phénomène purement mécanique, dû à la compression des veines profondes et n'apparaissant qu'à une période avancée du développement. Ces veines apparaissent de bonne heure dans les productions squirrheuses. Les douleurs sont des phénomènes exclusivement de voisinage, des phénomènes de compression des troncs nerveux. Dans les tumeurs fibreuses, au contraire, s'il est vrai que dans bien des cas les douleurs sont aussi produites par la compression des nerfs, compression dont le premier degré se traduit par des fourmillements dans le membre correspondant, il n'en est pas moins vrai que la tumeur elle-même est le siége d'élancements quelquefois très-vifs qui se produisent dans le sein de la masse morbide. Quelle interprétation comportent-elles?

Nous n'essaierons même pas d'en donner une, pour ne pas nous exposer à faire des hypothèses purement gratuites; mais

(1) Dict. de méd. et de chir. prat. Article Enchondrome.

leur existence n'est pas douteuse : on la constate dans toutes nos observations et à tous les degrés.

N'y a-t-il donc pas possibilité de trancher la question, et sera-t-on réduit à faire un diagnostic si approximatif qu'il n'ait aucun caractère scientifique? Nous ne le croyons pas; et, comme après tout, on ne fait pas la clinique avec des exceptions, nous considérerons comme appartenant au fibrome le pédicule, la mobilité, la présence de douleurs s'exagérant par la fatigue, et chez les femmes, à l'époque des règles, l'uniformité de la surface, l'absence de bosselures plus ou moins prononcées, séparées par des sillons peu profonds donnant lieu à des angles nets, la consistance que nous appellerons fibreuse, (faute de mot qui traduise plus fidèlement notre pensée et pour ne pas en donner une description qui serait certainement plus obscure.) Enfin, nous dirons encore que l'enchondrome appartient à un âge moins avancé que celui des tumeurs fibreuses; c'est une maladie de l'enfance et de l'adolescence, et surtout des jeunes gens, tandis que le fibrome est une maladie de la femme adulte. Enfin, on a souvent constaté l'influence fâcheuse du traumatisme sur le développement de l'enchondrome.

Les ostéomes sont aussi des tumeurs dures, arrondies, se développant avec lenteur et pouvant acquérir un volume inquiétant. Mais la distinction n'est pas difficile à établir. En effet, nous avons ici des productions d'une dureté extrême, situées profondément, absolument immobiles, puisqu'elles font partie intégrante de l'os dont elles dépendent. Elles reposent sur cet os par une large base, affectant une disposition sphéroïdale, ovoïde, et la région qu'elles occupent est le siége d'un gonflement œdémateux caractéristique. Dans bien des cas il est impossible de remonter à la cause, mais souvent aussi on est obligé de se retrancher derrière une hypothèse. On voit survenir ces accidents dans le cours de l'évolution d'une syphilis ou de la scrofule; mais alors on tiendra compte des accidents antérieurs et du caractère pour ainsi dire spécifique des manifestations osseuses des deux diathèses : les douleurs nocturnes, surtout pour la vérole. La présence de ces douleurs est à elle seule une indication, et l'on commencera de suite le traitement spécifique. Or, si l'iodure de potassium ne fait pas rétrograder une exostose volumineuse, il fera disparaître les douleurs nocturnes. Dès lors, le diagnostic sera fait. L'absence des douleurs a une valeur non moins importante; elle prouve d'abord que l'affection n'est pas une manifestation de la syphilis, et qu'elle n'est pas de nature fibreuse. Enfin, comme on ne doit, pour arriver au diagnostic, négliger aucune circonstance, on se rappellera que les ostéomes déterminent fréquemment des phénomènes de compression vasculaire très-graves. On connaît des observations de gangrène du pied par l'effacement complet de la lumière des artères de la jambe. En raison de la dureté de ces productions pathologiques, on comprend que les vaisseaux ne puissent se creuser un canal, une dépression dans leur masse qui les comprime. On comprendrait difficilement qu'une tumeur fibreuse acquît une consistance telle qu'elle pût étouffer complètement les vaisseaux artériels aussi puissants que les artères iliaques. Il est inutile d'insister sur l'importance du diagnostic différentiel, et l'on voit *à priori* qu'une tumeur fibreuse sera susceptible d'être opérée, tandis qu'en présence d'une tumeur osseuse, le chirurgien est le plus souvent réduit à l'impuissance; non-seulement il n'opérera pas, mais la plupart du temps il devra se contenter d'essayer le traitement anti-syphilitique. Heureux si les antécédents du malade présentent cette indication !

Dans la plupart des cas il n'y a guère d'hésitation entre une tumeur fibreuse péripelvienne et un cancer développé dans cette région. Toutefois, il en est dont la marche rapide pourrait faire élever des doutes sur leur malignité et sur leur nature elle-même. Mais les signes physiques sont assez tranchés pour éloigner vite toute hésitation. Un excellent signe qui distingue le fibrome du cancer, c'est que celui-ci est de bonne heure une tumeur diffuse adhérente aux tissus dans lesquels elle s'est développée. Nous ne parlerons pas de la consistance qui, pour certains squirrhes, peut être considérable, du moins dans la première période de leur évolution. Nous ne parlerons que de cette immobilité qui fixe les productions cancéreuses et de leurs rapports avec la peau. De bonne heure, en effet, on la voit adhérer à leur surface et si la tumeur est superficielle elle affecte une disposition chagrinée, si facile à reconnaître que les auteurs en ont fait un signe pathognomonique. Si elle est profonde, elle est non-seulement fixe, mais elle envoie des prolongements dans diverses directions et des tractus vers la peau.

Comme dans l'ostéosarcome, les veines superficielles prennent vite un développement anormal, on les voit constituer sur la peau de la région un réseau remarquable qui éveille de suite l'attention. Enfin, le signe le plus important, c'est l'engorgement ganglionnaire qui, de bonne heure, indique l'injection qui se produit au loin par le système lymphatique. Cet engorgement chronique a une physionomie trop connue pour que nous nous arrêtions longtemps à son étude. Au contraire, la mobilité due à la présence d'un pédicule, l'absence ou le faible développement des veines superficielles, la netteté des limites, la facilité avec laquelle on peut la séparer des tissus ambiants, l'absence de ganglions engorgés et la conservation complète de la santé générale appartiennent à la tumeur fibreuse.

TRAITEMENT.

Les douleurs dont ces tumeurs sont le siége, celles qui ne sont qu'un effet de voisinage, la gêne apportée par elles à d'importantes fonctions et surtout leur développement excessif, et leur marche rapide à un moment donné, portent les malades à réclamer eux-mêmes une intervention chirurgicale.

Doit-on obtempérer à ces demandes? Doit-on s'en tenir à un traitement interne? Si on opère, à quels procédés peut-on avoir recours? — Telles sont les questions que nous allons aborder dans ce chapitre.

Est-il bien utile de s'arrêter longtemps à un premier traitement médical? Les premiers observateurs, préférant essayer la médication interne, toujours longue et souvent douteuse, que de courir les risques d'une opération dans une partie délicate, se sont adressés aux médicaments réputés fondants; ils ont donné l'iodure de potassium à l'intérieur, ont fait localement des applications de pommades à l'iodure de plomb et d'emplâtres de Vigo. Ces moyens n'ont rien produit : il fallait s'y attendre; et les tumeurs, au lieu de s'arrêter dans leur développement, n'ont fait que s'accroître. Aussi, croyons-nous cet essai désormais inutile, sinon préjudiciable (et il l'est assurément dans certains cas). On s'adressera de suite aux moyens chirurgicaux pour ne pas perdre, dans une attente infructueuse, un temps même de peu de durée, pendant lequel la tumeur, au lieu de rester stationnaire, continuerait à se développer. Mais cette indication est subordonnée à la solution de la question suivante : A quel moment faut-il opérer? — Et d'abord, il est bon de noter les heureux résultats de l'intervention chirurgicale active. En effet, sur les 13 observations publiées jusqu'ici, il y a eu 8 opérés et huit succès complets. Pour plusieurs on a eu à craindre la péritonite, mais cette complication s'est vite localisée, et dans un cas on a eu la réunion par première intention. Nous ne parlerons pas de la pourriture d'hôpital qui survint chez la malade opérée par M. Gosselin. Cet accident n'a aucun rapport avec l'opération elle-même, et doit être rejeté sur le compte des conditions spéciales dans lesquelles se trouvait l'hôpital Cochin à cette époque. On doit donc, d'ores et déjà, conclure à l'efficacité des moyens actifs et admettre en principe l'intervention chirurgicale. Nous ne saurions dissimuler, toutefois, que les malades opérés jusqu'ici se trouvaient dans les conditions les plus favorables; et que, sauf les cas de M. Gosselin et de Nélaton, les tumeurs n'avaient avec le péritoine que des rapports de contiguité; que, d'autre part, on doit s'attendre à des cas beaucoup moins simples; que bien souvent les rapports du péritoine avec les tumeurs restent dans le diagnostic à l'état hypothétique; et que, dans les cas où il y a adhérence, le chirurgien se trouve en présence de difficultés d'autant plus grandes qu'elles sont imprévues. Quoi qu'il en soit, et pour répondre à la question posée plus haut, nous estimons qu'on ne doit opérer que lorsque les douleurs sont devenues intolérables, que les malades ne peuvent plus vaquer à leurs occupations, par suite du développement considérable, mais non exagéré, comme par exemple, chez la malade de M. Broca. Mais on ne doit pas attendre que les douleurs aient pris un caractère d'intensité et de persistance tel que, par suite de l'insomnie, les malades soient tombés dans le marasme. On n'attendra pas non plus que la tumeur ait acquis un tel volume qu'on ne puisse avoir que des doutes très-vagues sur l'étendue de ses rapports avec la péritoine; car, dans ces circonstances on peut le découvrir ou le blesser dans une grande surface, et augmenter d'autant les chances de péritonite généralisée. D'un autre côté, tant que la tumeur n'aura que de faibles dimensions, tant qu'elle ne déterminera pas de trop vives douleurs ou d'autres troubles fonctionnels, tant qu'elle restera stationnaire sous un volume modéré, il sera prudent de s'abstenir, tout en se tenant prêt à opérer dès qu'elle prendra un accroissement manifeste.

Avant d'aller plus loin, nous examinerons le cas d'une femme enceinte atteinte d'une tumeur fibreuse péri-pelvienne.

M. le professeur Dolbeau a rapporté (1) l'observation d'un d'un enchondrome du bassin qui se ramollit pendant l'accouchement et ne gêna pas le travail. Peut-on attendre qu'une tumeur fibreuse se comporterait de même? Nous ne le croyons pas; car, bien que les enchondromes soient généralement plus durs que les fibromes, ils sont formés d'un tissu friable et moins élastique. Quant à cette élasticité, elle a des limites trop restreintes pour permettre une réduction de volume notable.

Nous pensons, avec Cazeaux et Tarnier, que la conduite de l'accoucheur ne devrait pas être différente de celle qu'il suivrait dans le cas d'enchondrome ou autre tumeur à évolution lente : Abandonner le travail à la nature si la tumeur est petite et si elle rétrécit seulement les grands diamètres. Si elle est plus volumineuse, et selon le degré de gêne qu'elle apportera au travail, on aura recours au forceps, à la symphyséotomie, enfin, à l'opération césarienne. Mais, en considération de la gravité de cette dernière opération il serait plus sage, si on était appelé assez tôt auprès de la malade, et selon le degré de rétrécissement, de pratiquer l'accouchement prématuré artificiel.

Quatre méthodes opératoires ont été suivies pour débarrasser les malades des tumeurs fibreuses péripelviennes. Les premiers observateurs avaient pensé qu'il sera possible d'en obtenir la destruction lente par le passage d'un séton-fil au sein de leur masse. L'essai a été fait deux fois par M. Gosselin et par Huguier, et dans les deux cas avec un insuccès égal. Dans un cas le séton ne produisit aucun résultat; dans le second il détermina une inflammation qui eût pu facilement devenir phlegmoneuse

(1) Mémoire sur l'enchondrôme, *in Jourrnal le Progrès*, 1860.

et dont on comprendra sans peine la gravité en songeant au voisinage du péritoine. Du reste, il ne faut pas se le dissimuler, mais c'est là l'échec dont on est menacé dans tous les modes opératoires. Ajoutons que certains y exposent beaucoup moins que d'autres, et que le séton qui entretient pendant longtemps dans une masse volumineuse un travail inflammatoire, doit être rangé dans la première catégorie. MM. Gosselin et Huguier en furent si vite convaincus d'ailleurs que, guidés par la physiologie pathologique de ces tumeurs, convaincus que leur nutrition se fait par le pédicule, pensèrent qu'ils pouvaisnt compter sur le travail de régression qui se passe habituellement dans les tissus privés de leur source principale de nutrition, n'hésitèrent pas à porter le bistouri boutonné sur le pédicule. En agissant ainsi, ils ne craignaient pas que la tumeur, devenant corps étranger, provoquât un phlegmon de la fosse, une péritonite. Ils espéraient qu'elle déterminerait une irritation périphérique peu intense, s'enkysterait dans le fascia iliaca, et, une fois enkystée, subirait la métamorphose graisseuse. Ces espérances étaient de tous points rationnelles et légitimes. Malheureusement, c'était là une vue théorique que l'événement ne réalisa pas. En effet, dans le premier cas, la tumeur continua à s'accroître sans doute par imbibition périphérique, et M. Gosselin dut en arriver à un moyen radical, l'extirpation. Dans l'autre, les douleurs continuèrent, s'exagérant comme auparavant aux époques menstruelles; quelques mois après la section sous-cutanée, elle avait encore le même volume.

Mais nous ferons à ce procédé un autre reproche bien plus grave que celui de son impuissance. Nous le croyons encore dangereux, et cela pour deux motifs. Partant de ce principe admis de tous les observateurs que la nutrition se fait par le pédicule à peu près exclusivement, il nous semble que priver instantanément la tumeur de ses sources de nutrition, c'est l'exposer à la mortification rapide. Elle agira alors comme corps étranger organique en décomposition, et dans ce cas il est fatal qu'elle provoque un phlegmon de la fosse iliaque. A ce moment-là, quel est le chirurgien qui ne craindra pas de voir cette inflammation se propager au péritoine? Il est vrai de dire que l'on a pas eu à déplorer une pareille terminaison ; il est encore vrai que le procédé de M. Richet a aussi donné naissance à un phlegmon ; mais, malgré cela, nous lui donnons la préférence. En second lieu, nous croyons peu prudent d'aller en sectionnant le pédicule sous la peau, laisser béants des vaisseaux artériels et veineux qui peuvent acquérir un volume considérable et causer une hémorrhagie redoutable, non-seulement comme perte sanguine, mais comme diffusion dans le tissu cellulaire sous-péritonéal. Ces cas, il est impossible de les reconnaître d'avance; et, bien que le tissu fibreux soit en général peu vasculaire, on ne peut se fier à cette règle de physiologie pathologique; car, dans l'observation de M. Chairou, le tissu était si riche en vaisseaux que M. Luys vit dans cette texture un indice de malignité. D'un autre côté, cet accident ne met pas à l'abri du premier, et la mortification de la masse morbide peut marcher concurremment avec une hémorrhagie par les vaisseaux du pédicule. C'est pour éviter surtout ce dernier accident et pour prévenir la mortification trop rapide que M. le professeur Richet imagina, en 1872, le procédé de la ligature sous-cutanée. Avant d'avoir connaissance de ce procédé, nous avions déjà critiqué le précédent, sans en avoir à proposer un qui, en dehors de l'extirpation, nous parût préférable. Nous sommes heureux de trouver la confirmation de notre manière de voir dans la note qui nous a été transmise avec la plus parfaite obligeance par l'éminent chirurgien de l'Hôtel-Dieu.

« La section du pédicule avec le bistouri boutonné doit être rejetée par la raison qu'on coupe les vaisseaux du pédicule et d'autres environnants, et qu'il peut s'ensuivre une hémorrhagie interne ou tout au moins considérable pouvant devancer le point de départ d'accidents graves. »

« Le même reproche semble devoir être adressé à la section extemporanée du pédicule par l'écraseur ou l'instrument dit serre-nœud qui, outre la menace d'un épanchement, produit certainement une plaie mâchée peu apte à se cicatriser par première intention et sans suppuration. Il paraissait donc plus rationnel de s'adresser à la ligature sous-cutanée par le procédé des anses métalliques pour le varicocèle par la méthode de l'écrasement de Vidal de Cassis. Le fait de Mme L***, quoique couronné de succès, est cependant de nature à faire réfléchir sur cette ligature sous-cutanée lente et progressive, et il semble que la ligature sous-cutanée extemporanée pourrait lui être avantageusement substituée. C'est celui auquel M. le professeur Richet donnerait la préférence dans un cas analogue à celui de M. L***. »

C'est une extension du principe que Gagnebé et Vidal (de Cassis) ont appliqué à la ligature des veines du cordon dans la cure radicale du varicocèle, principe d'après lequel on évite en opérant sur elle l'abri du contact de l'air. Ici ce n'est pas seulement un paquet vasculaire qu'on se propose de comprendre dans l'anneau constricteur, c'est le pédicule tout entier. Le mode opératoire est des plus simples : on fait une petite incision au niveau du point où l'on sent que la tumeur prend son point d'attache, et on dirige la sonde cannelée sur ce point-là en cheminant dans le tissu cellulaire de la fosse iliaque. Sur cette sonde on conduit une aiguille de Cowper armée d'un fil métallique ; et, arrivé sur le pédicule, on le contourne en le comprenant dans la concavité de l'aiguille. On retire alors la sonde cannelée et on introduit dans le trajet une pince très-fine avec laquelle on attire en dehors le bout du fil d'argent.. En même on dégage l'aiguille de Cowper ; et on fait la torsion lente et graduelle (mais dans la même séance) avec le serre-nœud, de M. Erghill. On retire alors le fil ; on réunit les bords de la plaie et on panse à plat. Les malades devront observer un repos absolu pendant une quinzaine de jours au moins. Ce procédé a sur l'écraseur la supériorité de pouvoir être pratiqué sans faire une grande plaie à la peau, et de pouvoir éviter par conséquent la communication de l'air avec le foyer central ; de faire une section nette sans mâchure, en même temps que le fil coupe les vaisseaux à la façon du fil d'une ligature ordinaire, c'est-à-dire qu'il permet aux tuniques de se rétracter et d'empêcher toute hémorrhagie. Ce moyen exige une certaine habileté opératoire. Il s'agit de pas trop irriter le trajet qui conduit au pédicule, et c'est en quoi la ligature extemporanée vaut mieux que la ligature lente et graduelle dans laquelle on met plusieurs jours à faire la section. Le séjour d'un fil métallique, corps étranger, pendant plusieurs jours, doit déterminer presque fatalement une inflammation, et chacun sait avec quelle rapidité elle se propage dans cette région-là. Par la ligature extemporanée, au contraire, le fil ne séjourne que quelques instants, une demi-heure au plus. Il semble qu'il doit y avoir d'irritation juste assez pour provoquer un travail d'inflammation subaiguë dans la région de la tumeur qui s'enkystera, subira la dégénérescence graisseuse, s'atrophiera et peut-être sera résorbée. Le pis serait de voir survenir un phlegmon et d'être obligé d'énucléer la tumeur ou de la laisser s'en aller en détritus comme chez le malade de M. Richet. On surveillera donc bien attentivement la région; et, dès qu'on verra survenir de l'empâtement, on fera une large incision pour donner issue au pus et extirper la tumeur s'il y a lieu, et si l'on voit qu'elle n'a pas d'adhérence avec le péritoine.

C'est dans le cas où la grande mobilité de la tumeur faisait soupçonner son indépendance vis-à-vis du péritoine que les autres chirurgiens l'ont attaquée directement et en ont fait l'extirpation. C'est un moyen radical, mais toujours d'une certaine gravité en raison de l'incertitude qui règne sur ce point et de la vaste surface interne que l'on met en contact avec l'air. Dans les cas les moins douteux à ce point de vue, et si la tumeur est peu volumineuse, nous conseillons d'y avoir recours. L'exemple de M. Tillaux semble indiquer une plus grande extension du procédé. Aussi est-ce le seul possible dans des cas aussi graves que celui-là : du même coup on débarrasse le malade de sa tumeur et des accidents qui mettent sa vie en danger. On ne devra y renoncer et avoir recours à l'établissement d'un anus artificiel pour prévenir la rétention des matières fécales, que dans le cas non encore observé où la tumeur aurait un point d'attache tel qu'il serait impossible de l'atteindre sans blesser grièvement le péritoine. D'ailleurs il ne faut pas s'exagérer outre mesure la gravité de ces blessures de la séreuse. L'exemple de l'ovariotomie est là pour nous démontrer que ces lésions peuvent atteindre des proportions véritablement inouïes ; et, dans l'espèce, Nélaton, ne l'ouvrit-il pas impunément ? Est-ce à dire pour cela que ce sera une opération radicale, une ablation complète ? Assurément non ! Si arrivé sur la tumeur, le chirurgien s'apercevait que le pédicule va s'implanter au loin dans la profondeur de la cavité pelvienne et que le péritoine adhère par places, il imitera la sage conduite de M. Gosselin qui laissa la portion qui adhérait. Ce reste fit partie de la cicatrice ultérieure et la malade n'en fut pas moins débarrassée. S'il n'y a eu que des rapports de contiguïté, il opérera le décollement du péritoine lentement et avec prudence, évitant de se servir du bistouri ; et afin de ne pas laisser dans la plaie un corps étranger qui pourrait gêner la réunion par première intention, il donnera la préférence à la torsion sur la ligature avec le fil de soie ou autre. On ne saurait en effet prendre trop de précautions pour prévenir un phlegmon dans une région si délicate. On combattra les complications par les moyens appropriés. Quant à la marche à suivre dans ce procédé, il n'y a pas de règle à établir : chaque chirurgien opère à sa façon ; et suivant son expérience personnelle emploie le bistouri ou le couteau galvanique. Comme après tout le galvano-cautère met à l'abri de l'hémorrhagie, peut-être est-il préférable à l'instrument tranchant ; mais sur ce point le choix des moyens doit être laissé à l'opérateur.

Nous terminerons en rapportant sur ce procédé l'opinion de Nélaton : (1)

« Cette opération est ce que l'on appelle en chirurgie une belle opération; on agit à découvert, on voit ce que l'on fait; le manuel opératoire ne présente pas de difficultés insurmontables, enfin le résultat est généralement très-beau. Il n'y a pas de récidive, l'opération a donné une guérison durable. Mais il ne faut pas se laisser aller à cette séduction ; on ne dissèque pas impunément le péritoine iliaque. J'ai été assez heureux dans les deux opérations que j'ai pratiquées, mais on ne peut se dissimuler les dangers de la péritonite ou de l'inflammation du tissu cellulaire pelvien. En somme c'est une belle opération, mais qui n'est pas sans être très-grave. »

(1) *Gaz. des hôp.*, 1862.

CONCLUSIONS.

D'après les considérations développées dans ce travail, nous croyons pouvoir établir les conclusions suivantes :

Il existe dans le bassin des tumeurs fibreuses qui se développent aux dépens de son périoste. Elles naissent par un pédicule constant contenant dans son épaisseur les vaisseaux nutritifs, et pouvant s'insérer sur tous les points de la cavité pelvienne ; par ordre de fréquence, ce point d'attache a été : les épines iliaques antérieures, la fosse iliaque interne, l'épine du pubis, la symphyse sacro-iliaque et la face du coccyx.

Ces tumeurs se développent beaucoup plus souvent chez la femme adulte que chez l'homme, mais elles ne lui sont pas exclusivement propres.

Leur cause première est inconnue.

Leur développement est soumis chez la femme aux conditions d'activité circulatoire dont la région pelvienne est le siége par les menstrues et la grossesse.

Cette dernière influence est certaine.

Elles acquièrent un volume énorme, mais peuvent longtemps rester stationnaires.

Elles sont tantôt indolentes, tantôt le siége de douleurs lancinantes très-vives, et la cause de douleurs et autres troubles de voisinage très-graves dus à la compression des organes. Elles n'altèrent pas la santé générale par leur généralisation, mais peuvent à la longue amener le marasme.

Ces tumeurs ne récidivent jamais après la section du pédicule.

Deux procédés opératoires sont dirigés contre elles : l'extirpation et la ligature sous-cutanée lente et graduelle, ou mieux la même ligature pratiquée extemporanément.

Paris. A. Parent, imprimeur de la Faculté de Médecine, rue M.-le-Prince, 31.

www.ingramcontent.com/pod-product-compliance
Ingram Content Group UK Ltd.
Pitfield, Milton Keynes, MK11 3LW, UK
UKHW020352180726
13839UKWH00003B/1045

9 782329 116204